허허
동의보감
실천법

허허 동의보감 실천법

내 몸의 주인은 나, 쉽고 간단한 생활 속 건강

글 황인태 | 그림 허영만

시루

쉽고 간편한 양생법

고령화 사회로 접어들면 들수록 돈보다는 건강이 인생에 있어 큰 자산이 된다. 단적으로 요양원에서 죽기만을 기다리는 돈이 많은 사람과 개똥밭을 굴러도 잘 먹고 잘 자는 사람 중에 누구를 택할지는 묻지 않아도 답은 정해져 있다.

지금은 돌아가셨지만, 사돈댁이기도 했던 이 모 할머니(별명은 왕언니)는 90세가 넘은 나이에도 건강했다. 무슨 특별한 방법이 있을 것으로 여겨 왕언니에게 자세히 물어보았다. 특별한 약을 먹는 것도, 병원에 다니는 것도 아니었다. 밥을 먹고 나서는 배를 시계 방향으로 만져주고 어깨 근육을 풀기 위해 목을 좌우로 돌리는 등 사소한(?) 습관을 지키며 생활하고 있을 뿐이었다. 단, 문제가 되는 것은 하루 10여 차례 소변을 보러 일어나는 것이었다. 《동의보감》에 나와 있는 대로 태충혈과 태계혈을 침과 은단으로 자극하고 산수유 끓인 물을 8개월 정도 마시게 하였더니 5~6번으로 줄어들었다.

이처럼 양생이라는 이름으로 쉽게 실천할 수 있는 사소한 건강법들이 많이 기록되어 있는 《동의보감》은 병증에 맞는 혈자리(침구법)와 좋은 먹을거리(단방) 등을 소개하는 건강서이다. 현대인들에게 그것들을 적용해도 손색이 없을 정도로 체계적이고 훌륭한 의학서이다. 이런 《동의보감》을 현대인들에게 보급하기 위해 허영만 화백과 한의사 3명이 합심해 프로젝트를 시작했으며, 그 결과물로 《허허 동의보감》 1, 2권이 탄생하였는데, 건강 분야의 스테디셀러로 자리매김했다.

이 책은 그 후속 작업으로 《허허 동의보감》에서 다 담지 못한 생활 속 건강 실천법을 구체적으로 소개하는 데 신경을 썼다. 몇 년 전 네이버캐스트에 《허허 동의보감》을 연재했는데 많은 분이 쉽게 따라 할 수 있는 침(針) 요법이나 증상별 좋은 음식에 대한 정보에 큰 호응을 보여주었기 때문에 특별히 이 책을 준비하게 된 것이다.

대부분 사람은 아침마다 거울을 볼 것이다. 거울을 봐야 내 추한 곳을 고쳐 다듬을 수 있기 때문이다. 《동의보감》도 제목에 거울 감(鑑) 자를 쓴 이유가 있다. "거울은 만물을 밝게 비추어 형체를 놓치지 아니합니다. (중략) 이 책을 펼쳐 한번 보면 병의 길흉과 경중이 밝은 거울처럼 환하게 드러날 것입니다."라고 책에 서술했다. 건강이 전 재산인 백성들이 미리 건강을 챙길 수 있도록 세세하게 건강 습관을 기록했다.

'호미로 막을 것을 가래로 막는다.'라는 속담처럼 건강은 건강할 때 지켜야 한다. 큰돈을 들인다고 건강하게 사는 것은 아니다. 일상 속 생활 습관을 개선하는 것, 《동의보감》에서 언급한 자연의 섭리만 따라도 신체 나이가 달라질 수 있다. 즉, 내 몸의 급소인 혈자리들과 단방인 먹을거리들을 잘 응용하면 큰 수술(가래)을 하지 않고도 내 몸의 건강을 지킬 수 있다는 뜻이다. 여러분도 우리 선조 때부터 내려오는 양생법들을 일상에서 꾸준히 실천함으로써 건강한 삶을 살아가기를 바란다.

끝으로 내년 봄이 되면 결혼 30주년이 된다. 경제적으로 무능한 신랑을 건사하면서도 다솜이, 마로를 반듯하게 키운 아내 박계배에게 이 책이 좋은 선물이 되었으면 좋겠다. "여보, 고생이 많았소!"

저자의 글 쉽고 간편한 양생법

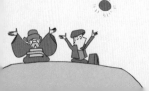

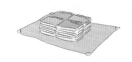

3장 신(神)바람을 날리며

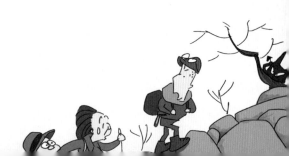

1장

정(精)력은 살리고

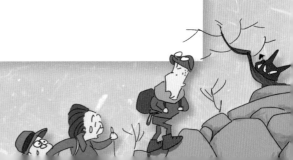

양기를 지켜라

지구의 표면 온도는 평균 15℃라고 한다. 지구와 크기 및 화학 조성이 비슷한 금성의 표면 온도는 450℃이며 화성은 −80℃라고 한다. 15℃의 온도에서 지구상의 모든 생명이 존재하며 우리 인간도 살고 있다는 것은 과학자가 아닌 사람들도 이미 알고 있는 사실이다.

우리 몸의 체온은 재는 곳에 따라 다르지만(혀 밑 36.5~36.7℃, 겨드랑이 밑 36.2~36.3℃, 직장 36.5~36.7℃) 가장 대사 작용이 왕성하게 일어나는 몸속 깊은 곳의 온도(심부 체온)는 37.2℃이다. 이 온도보다 높거나 낮으면 마치 금성이나 화성에서 살기가 어렵듯 건강을 유지하기가 어려울 수 있다.

현대 의학에서는 추위를 잘 타고 손발이 찬 것은 병이 아니다. 오직 한의학적 관점에서만 미병(未病)으로 간주하여 '아직은 병이 아니지만

양기는 햇볕의 기운

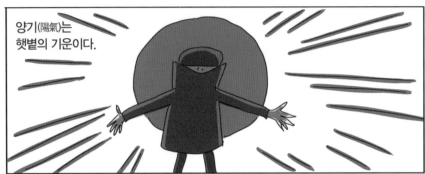

양기(陽氣)는
햇볕의 기운이다.

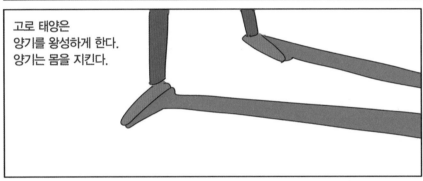

고로 태양은
양기를 왕성하게 한다.
양기는 몸을 지킨다.

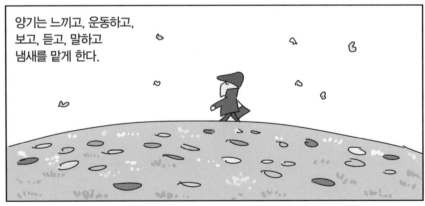

양기는 느끼고, 운동하고,
보고, 듣고, 말하고
냄새를 맡게 한다.

안개와 이슬이 대지를 적시듯
양기는 피부를 보호하고
몸을 튼튼하게 하며
머리털을 반짝이게 한다.

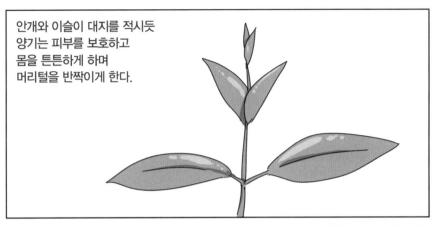

양기가 줄어들면
기운이 흩어지고
순환이 멈춘다.
눈, 코, 귀, 입, 항문,
생식기가 막혀
오래 살지 못한다.

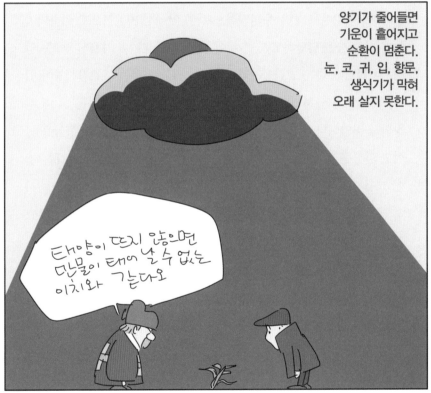

태양이 뜨지 않으면 만물이 태어날 수 없는 이치와 같는다오

병으로 진행할 수 있으므로' 치료하기를 권한다. 그런데 문제는 아직은 병이 아니기 때문에 치료하자고 하는 과학적 근거가 부족하다는 비판이 따른다. 여기에 불만을 가진 일본의 세계적인 면역학자인 아보 도오루는 자신의 책에서 체온을 37.2℃로 유지하면 좋은 이유를 면역학적으로 제시하고 있다.

더운 날에는 땀을 흘려 기화열을 방출하여 체온이 필요 이상으로 오르지 않게 하고, 추운 날에는 살갗이나 혈관을 수축하여 가능하면 열이 밖으로 나가는 것을 막는 것을 자기 의지로 조절하는 사람은 아무도 없다. 이와 같은 기능은 무의식적으로 몸 안에서 자동적으로 이루어지는데 이 기능을 담당하고 있는 것이 자율신경이다. 이 자율신경에는 양(陽)의 역할을 하는 교감신경과 음(陰)의 역할을 하는 부교감신경이 있다. 우리가 일을 하거나 운동을 할 때, 혹은 고민하거나 화를 낼 때 심장의 움직임이나 호흡이 빨라지고 얼굴이 홍조를 띠게 된다. 혈압을 높이고 혈류를 증가시켜 활동을 위한 산소를 전신에 대량으로 보내는 것이 교감신경의 역할이기 때문이다. 반대로 부교감신경은 심장이 서서히 움직이고 몸 전체의 긴장을 풀어주는 작용을 한다. 교감신경과 부교감신경은 각각 독립해서 작용하는 것은 아니다. 교감신경으로 몸이 흥분하면 부교감신경이 작용하여 흥분을 진정시키고 긴장을 풀게 하는 식으로, 서로가 시소처럼 번갈아 균형 있게 일을 하여 체내 환경의 안정이 유지된다. 간단히 말해서 우리가 활동하는 낮에는 주로 교감신경이 작용하고, 밤에 잠을 자는 동안에는 부교감신경이 일을 한다고 생각하면 된다.

우리 몸을 바이러스나 세균의 침입으로부터 지키는 면역시스템에서 가장 중요한 역할을 하는 세포는 '백혈구'이다. 이 백혈구는 과립구(60%), 림프구(35%), 대식세포(5%)로 이루어져 있는데 교감신경이 우위에 있는 경우에는 과립구의 작용이 활발해지고, 부교감신경이 우위에 있는 경우에는 림프구의 작용이 활발해진다.

이렇게 과립구가 백혈구의 절반 이상을 차지하는 데는 이유가 있다. 우리 몸을 가장 많이 침입해 오는 것은 세균이다. 그리고 이 세균과의 전투를 전문으로 하는 것이 과립구이기 때문이다. 과립구는 세균이 침범하면 화농성 염증을 일으킨다. 여드름에 고름이 생기고, 누런 콧물이 나오는 것은 과립구와 세균이 싸우는 현장임을 나타내는 것이다. 그러나 면역기능이 떨어질 경우 여드름이 한번 생겼다가도 또 그 자리에 다시 생기기도 한다.

림프구는 세균이 아니라 꽃가루, 진드기, 바이러스 등 아주 미세한 항원을 상대로 하여 싸운다. 지령을 내리는 헬퍼T세포, 적과 직접 싸우는 킬러T세포, 항체를 적에게 발사하여 싸우는 B세포 등 역할을 분담하여 연대하여 싸우는 것이다. 홍역에 한 번 걸린 사람은 다시 홍역으로 고생하지는 않는다. 처음에는 홍역 바이러스에 대한 항체가 없어서 걸렸지만, 이후에는 홍역 바이러스를 기억하고 있는 림프구의 항체 덕분에 별다른 증상 없이 치유되기 때문이다. 면역에 있어서는 림프구의 역할이 중요함을 알 수 있다.

쥐의 직장에 온도계를 삽입하여 그 변화를 관찰하는 과정에서 흥미로운 것이 발견되었다. 한 우리에는 저체온의 쥐들을, 또 다른 우리에

암세포가 가장 좋아하는 온도

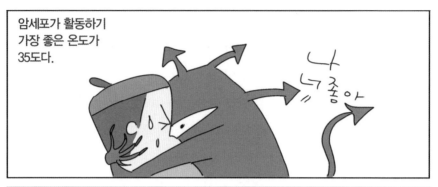

암세포가 활동하기
가장 좋은 온도가
35도다.

나
넘좋아

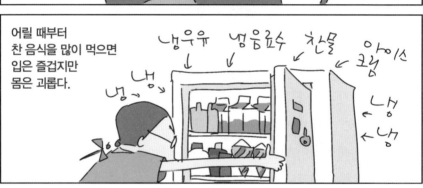

어릴 때부터
찬 음식을 많이 먹으면
입은 즐겁지만
몸은 괴롭다.

냉우유 냉음료수 찬물 아이스크림

냉~

냉 냉

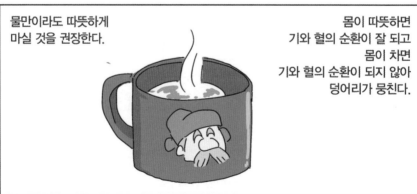

물만이라도 따뜻하게
마실 것을 권장한다.

몸이 따뜻하면
기와 혈의 순환이 잘 되고
몸이 차면
기와 혈의 순환이 되지 않아
덩어리가 뭉친다.

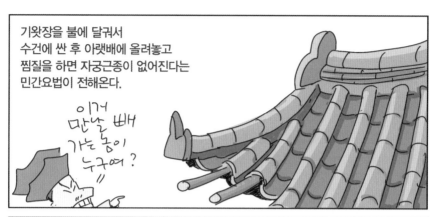

기왓장을 불에 달궈서
수건에 싼 후 아랫배에 올려놓고
찜질을 하면 자궁근종이 없어진다는
민간요법이 전해온다.

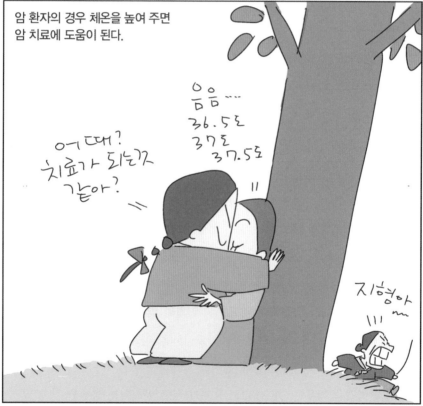

암 환자의 경우 체온을 높여 주면
암 치료에 도움이 된다.

는 정상 체온의 쥐들을 놓아둔 것이다. 저체온의 쥐들은 서로 꼬리를 물어뜯어 모두 상처투성이가 되어 피를 흘리고 있었다. 교감신경이 긴장되어 과립구가 많아진 반면 림프구는 상대적으로 적어져 있었기 때문이다. 반대로 상처가 없던 정상 체온의 쥐들은 림프구가 많았다.

결국 낮은 체온에서 정상 체온으로 몸의 온도를 올리게 되면 백혈구의 세포 중 림프구의 생성이 촉진되어 면역 기능이 향상되는 것을 이 실험을 통해 알 수 있다.

암으로 남은 수명이 3개월이라는 선고를 받은 사람이 인플루엔자에 걸려 39℃의 발열이 1주일 정도 계속되었다. 체력이 저하된 상태에서 인플루엔자에 걸렸으니 상당히 고통스러웠을 것이다. 그런데 다음 달 검사를 받아보니 간장암, 전립선암, 그리고 뼈와 림프까지 암이 전이되었던 상황이었는데도 암이 싹 사라진 것이다. 이 같은 증례 때문인지는 몰라도 1960년대에 일본에서는 '암은 자연히 낫는다', '암은 열이 나면 낫는다'라는 내용의 의학논문이 차례로 발표된 적이 있었다. 그중 대표적인 논문이 가나자와 대학 암센터의 오카모토 하지메 소장이 발표한 '단독이나 면종을 일으키면 암이 전신에 전이했더라도 전부 없어진다'이다. 이 연구를 응용하여 암 치료에 이용하는 방법이 개발되었는데 그것이 OK-432라는 약이다. 이 약은 당시의 후생노동성으로부터 암이 사라지는 증례가 인정되어 약으로서 인가를 받았다. 현재도 일본 국립 암센터 등 꽤 많은 의료기관에서 OK-432가 사용되고 있는데 본래의 힘은 발휘하지 못한다고 한다. 면역을 억제하는 항암제와 열을 내게 해서 면역력을 키우는 OK-432의 효과가 서로 반대되는 성질을 갖고 있기 때문이라고 한다.

아보 도오루는 OK-432가 효과를 보지 못하는 이유로 너무 말기 환자가 이 약을 먹는 것을 들고 있다. 어느 정도 체력이 있어야 열이 나는 것을 견딜 수 있는데 그렇지 않다는 것이다. 최소 림프구의 비율이 10% 이상 남아 있을 때가 기준인데, 자기 힘으로 식사를 하고 비틀비틀해도 자기 스스로 걷는 체력이 있을 때 어느 정도 효과가 있다는 뜻이다. 체온으로 따지면 최소 35℃가 넘어야 한다.

'소 잃고 외양간 고친다.'라는 속담이 주는 교훈처럼 평소 찬 음식을 즐기는 사람이라면 건강을 잃기 전에 평소 몸의 온도를 높이기 위한 노력을 기울여야 한다.

궁금해요

몸을 따뜻하게 하는 음식은?

추운 곳에 사는 사람들은 추위를 이기기 위하여 보드카 같은 독주(毒酒)를 마신다. 그런데 독주보다 더 효과적인 것이 있으니 고주(苦酒)다. 고주는 우리가 알고 있는 식초의 다른 이름인데 식초를 조금씩 마시면 추위를 이기는 효과가 술보다 더 강하다고 한다. 그래서 선조들은 여름에 먹는 냉면에 식초를 타서 먹고, 오이 냉채에 식초로 마무리해서 먹었던 것이다.

1945년 핀란드의 바르타네 박사는 '우리가 먹는 음식물을 소화·흡수하여 에너지를 만드는 것은 식초 속에 함유된 오기자로 초산이 주동적인 역할을 한다'라는 사실을 발견하여 노벨 생리의학상을 수상했다. 1953년 크레

브스 박사와 리프먼 박사가 '식초 속에 함유된 구연산 성분이 산소 이용률을 높여 젖산의 발생을 억제한다'는 연구 결과를 발표해 생리의학상을 수상했다. 1964년 미국의 브룻호 박사와 독일의 리넨 박사는 공동 연구를 통해 '식초 속에 함유된 초산 성분이 현대 문명병의 원인인 스트레스를 해소하는 부신피질 호르몬을 만들어준다'라는 결론을 발표하여 노벨 생리의학상을 수상했다.

서양의 어느 학자는 '인류의 역사가 시작된 그 순간부터 우리 인류는 젊어지는 샘물에서 솟아난다는 신비한 생명수를 찾아다녔다. 가장 보편적인 치유력을 가진 식초야말로 생명수와 가장 비슷한 물질이 아닐까?'라고 적었다. 그 이유는 그동안 여러 의학 잡지와 과학 잡지를 조사한 결과 식초가 관절염과 골다공증, 암을 막아주고 세균을 없애주며 가려움을 개선해줄 뿐만 아니라 화상치료, 소화촉진, 체중조절, 기억력 향상 등에 도움을 준다는 사실을 알아냈기 때문이다.

약보다 밥

동아시아에 사는 우리는 주식으로 쌀을 먹는다. 유럽 사람들은 밀을, 전통 북아메리카 사람들은 옥수수를, 남아메리카 사람들은 감자를 상식한다.

우리는 배불리 먹으면 다 같은 줄 알겠지만 쌀은 밀, 옥수수, 감자들과 달라도 너무 다르다. 우선 논에서 자라 높은 온도와 충분한 물을 필요로 하고, 익으면 익을수록 고개를 숙이는 것은 벼 곧 쌀밖에 없다. 또한 죽정이나 다름없는 보리나 밀의 겨와 달리 쌀겨에서는 기름(미강유)이 나온다. '기름진 쌀밥'이라는 표현은 문학 작품에나 나오는 표현이 아닌 것이다.

통계청의 발표에 따르면 2015년 기준 우리나라 국민 1인당 쌀 소비량은 62.9kg이다. 이는 전년도에 비해 2.2kg이 감소한 것은 물론 30년

전인 1985년 128.1kg와 비교하면 절반 수준에 그친다. 보통 밥 한 공기에 들어가는 쌀이 100~120g이라 계산했을 때 2009년(202.9g) 이후 하루에 밥 두 공기도 안 먹었다는 이야기이다.

고려 시대 밥그릇은 지금의 3배 크기이다. 당시에는 점심을 먹지 않았다는 점을 감안하면 요즘 사람보다 2배 이상 밥을 많이 먹었다. 먹을 것이 귀했던 그들에게 먹을 것이라곤 밥밖에 없었기 때문이다. 그래서 선조들은 '밥심으로 살았다'라는 표현을 쓴 것이다.

밥심의 기본은 '쌀'이다. 쌀은 논에서 자라고 논에는 항상 물이 고여 있다. 농학자 김동수 선생은 이렇게 물을 이용한 논농사는 다음과 같은 3가지 면에서 긍정적인 역할을 한다고 말한다.

첫째, 병해충을 억제해준다. 일반적으로 병해충이 살아가기 위해서는 산소의 공급이 필요하다. 물은 공기와의 접촉을 차단하기 때문에 병원균은 살아가기가 힘들다. 물을 필요로 하지 않는 밭은 공기와의 접촉이 자유로워 세균들이 붙박아 살아가기가 좋다.

둘째, 논은 물의 흐름을 이용하여 세균들이 뿌리 근처에 머물지 못하도록 밖으로 멀리 떠밀어내는 역할을 한다. 밭은 이러한 작용이 없기 때문에 독성 물질은 토양에 잔류하게 되어 독성의 밀도를 높이게 된다.

셋째, 소모된 지력(地力)을 회복하는 데 매우 유리하다. 작물이 자라는 데는 16가지 영양소와 소량의 미량 원소가 필요하다. 이 가운데 탄소, 산소, 수소는 대기 중에서 흡수되지만 나머지 질소나 인, 칼륨, 칼슘, 철, 마그네슘 등은 외부에서 공급받아야 한다. 특히 아연이나 몰리브덴 같은 미량 원소는 작물 생육에 있어 필수적인데, 물이 상류로부터 흘러오면서 주변의 영양소나 미량 원소가 논에 퇴적된다. 이와 같은 작용이 없는 밭농사에서는 영양분을 보충하는 데 많은 시간이 걸린다.

또한 쌀 한 톨이 익기 위해서는 온도도 적정량 필요하다. 그 온도를 전부 합하여 적산 온도(積算 溫度)라고 일컫는데 대략 4,000℃라고 한다. 밀이 그 절반 정도인 2,100℃임을 감안하면 쌀은 무척 더운 곳(열대나 아열대 지역)에서 잘 자라는 것을 알 수 있다.

이렇게 병해충과 독성 물질이 없고 영양분과 온도가 넉넉한 환경에서 자란 쌀도 멥쌀과 찹쌀의 구분이 있다.

멥쌀

왕겨를 벗겨 낸 것을 현미, 현미를 도정하여 쌀겨를 제거한 것을 백미라고 한다. 섬유질이 많은 겨층을 제거한 백미는 현미에 있는 여러 영양 성분은 없지만 먹기가 편하고 소화도 잘 된다. 요즘 현미 붐이 일어나서 백미를 등한시하는 경향이 있으나 소화가 안 되는 사람은 백미를 먹는 것이 더 편하다. 그럼에도 현미를 먹고 싶은 사람은 30회 정도 꼭꼭 씹어 먹어야 한다.

멥쌀은 폐장과 비장을 함께 보하고 장위(腸胃)를 이롭게 하며 번갈, 설사를 그치게 한다. 허약체질, 식욕감퇴, 소화불량, 살이 마를 때 먹으면 좋다.

찹쌀

늘 먹지는 않는다. 멥쌀보다 더 따뜻하고 찰기가 있어서 노인들의 여

러 증상, 예를 들어 밤에 소변이나 식은땀, 기침, 설사 등을 개선하는 데
효과가 있다. 하지만 변비가 되며 살이 찌게 된다.

이렇게 쌀을 기본으로 하면서도 같이 먹어야 할 것은 '콩'이다. 성호
이익 선생도 '콩은 오곡 중의 하나인데 사람들이 귀하게 여기지 않는
다. 그러나 곡식이 사람을 살리는 것을 주로 한다면 콩의 공이 가장 크
다.'라고 했다. 현대 영양학에서도 '쌀의 경우 탄수화물(전분)이 80%,
단백질이 7%, 지방이 1%인데 반해 콩은 단백질이 40%, 지방이 20%,
탄수화물(대부분 섬유질의 형태로)이 30%로 서로 부족한 것을 보완해주
고 있다. 또 쌀에는 부족한 라이신과 트립토판이라고 하는 필수 아미노
산이 콩에는 풍부하게 들어 있다고 한다.

콩의 효능은 다음과 같다.

첫째, 태(太)는 '클 태'라고 읽지만 '콩 태'라고도 읽는다. 그래서 서리
태, 서목태라는 콩 이름이 있는 것이다. 태극, 태초라는 단어가 있듯이
콩은 아주 어릴 때부터 먹는 것이 좋다.

둘째, 비(脾)의 곡식이다. 특히 메주를 만드는 노란 대두에 그 성질이
강하게 들어 있어 간장과 된장만으로도 모든 음식의 맛을 조절할 수
있다. 또 비의 병인 당뇨병에도 탁월한 효과가 있다.

셋째, 신(腎)의 곡식이다. 신이 나빠서 잘 붓거나 허리가 약한 사람에
게 좋고 신이 가장 약해지는 계절인 여름에는 콩국수가 보양식이 되는
것이다. 이럴 때는 노란 대두보다 검은콩이 더 좋다.

넷째, 머리의 곡식이다. 머리 두(頭) 자 속에는 콩 두(豆) 자가 들어 있

다. 현대 영양학에서도 콩에 들어 있는 레시틴이라는 성분 때문에 기억력이 좋아지고 치매도 예방된다고 한다.

다섯째, 쌀과 반대로 변비가 개선되며 살이 빠진다. 마른 사람일 경우 쌀이 9, 콩은 1로, 살찐 사람은 쌀이 7, 콩은 3으로 하는 식인데, 몸의 상태에 따라 쌀과 콩의 비율을 정할 수 있다.

이렇게 콩밥을 기본으로 하고 몇 가지 약효가 있는 곡식을 첨가하면 '약보다 밥'이 완성된다.

수수

열대 아프리카 사막 지역이 원산지다. 그래서 사막의 건조한 기운이 강하니 설사나 식은땀, 그리고 비만과 같은 습(濕)한 질병에 잘 듣는다. 고량주의 원료이기도 한 수수는 배가 차서(冷) 생기는 소화불량에는 죽을 쑤어 먹어도 좋다. 현대 의학에서 수수는 혈전 예방 효과가 있다고 알려져 있는데, 혈전 치료제인 아스피린과 비슷한 수준이라고 한다. 수수에는 뇌에 작용하여 언어와 청각의 발달을 촉진하는 히스티딘이라고 하는 아미노산이 풍부하게 들어 있어 젖먹이 아이나 어린이 들의 건전한 발육을 위한 영양 공급원으로 미국에서 큰 주목을 받고 있다.

조

피, 기장과 더불어 가장 오래된 식량 자원 중 하나이다. 그 맛이 약간 짜기 때문에 신(腎)을 보하는 효과가 있는데, '죽을 쑤어 먹으면 단전

약보다 밥

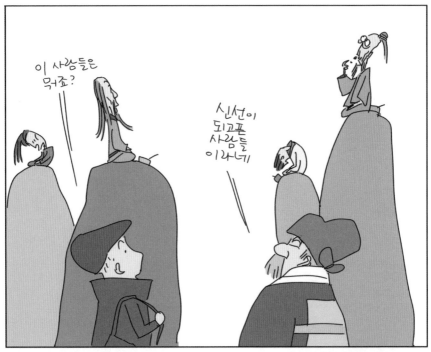

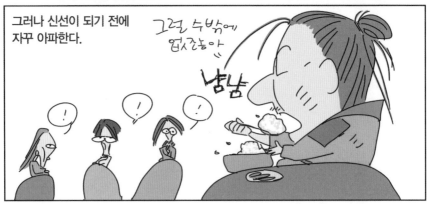

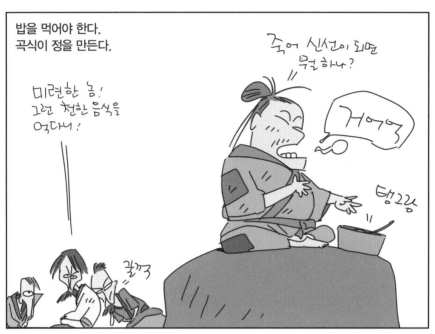

밥을 먹어야 한다.
곡식이 정을 만든다.

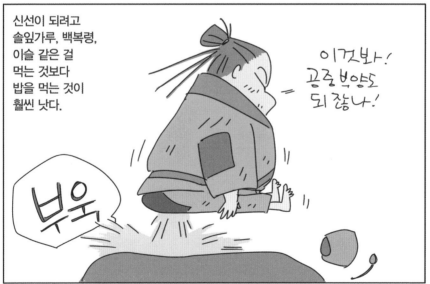

신선이 되려고
솔잎가루, 백복령,
이슬 같은 걸
먹는 것보다
밥을 먹는 것이
훨씬 낫다.

(丹田)을 보한다'라고 하였다. 단전의 힘이 약해 소변을 시원하게 볼 수 없을 때 최상의 곡식이 조이다. 허리가 결리고 무릎이 시큰거릴 때도 좋다. 전 세계적으로 젖을 잘 나오게 하는 식품으로 각광받고 있으며, 현대 영양학에서는 철분이 백미의 10배 이상 들어 있어 빈혈 환자들이 일상적으로 먹기를 권하고 있다. 또한 지방세포를 용해하여 살찌는 것을 억제하므로 다이어트 식품으로도 좋다고 한다.

기장

3대 영양소가 균형 있게 함유되어 있고 식이섬유, 미네랄, 항산화 성분 등도 풍부하다. 일상적으로 먹게 되면 몸이 튼튼해진다. 기후와 토질을 가리지 않는 두루뭉술한 성질 때문에 기장은 토(土)의 작물이라고 한다. 현대 영양학에서는 기장의 고운 황색은 카테킨류의 폴리페놀이므로 강한 항산화 능력을 갖는다고 한다. 소화기가 약한 사람은 상식하면 도움이 된다. 현대 의학에서 조는 백혈병 세포가 77% 사멸할 정도로 염증 완화의 효능이 있다고 본다.

율무

《신농본초경》에서 율무는 '몸을 경쾌하게 하고 활력을 길러주며 불노연명(不老延命)의 약'이라고 소개할 정도이다. 율무는 중국 보건부에서 한약재인 동시에 식품으로 공식적으로 인정하는 69개 품목 중 하나이다. 대부분의 잡곡은 밭에서 자라지만 율무는 논에서도 기를 수 있다. 파생통기 조직이 발달하여 오히려 밭에서 기른 것보다 논에서 기른

경우 생육 상태가 더 좋고 수량도 더 많이 난다. 이렇듯 율무는 물을 이
길 수 있으니 담(痰)을 삭히고 습(濕)을 제거하는 것이 주된 약효이다.
습을 제거한다는 말은 살을 뺀다는 말이니 다이어트 식품으로도 첫손
가락에 꼽을 수 있다. 십병구담(十病九痰)이란 말이 있는데 병이 10개면
그중 9개의 원인은 담이라는 뜻이다. 그러니 대부분의 병증에 율무죽
을 먹으면 효과를 볼 수 있다. 특히 무릎이 아프거나 폐가 나빠서 가래
가 많은 사람들에게 좋다. 최근에는 율무가 항암 식품으로도 각광을 받
고 있다.

보리

적산 온도가 밀보다 낮은 2000℃이다. 그러므로 보리의 성질은 차
다. 얼음이 귀했던 조선 시대에는 열이 날 때 보리 주머니를 머리에 대
고 있었다. 또 보리는 씹으면 미끌미끌 잘 씹히지가 않는 특성을 가지
고 있는데, 이런 성질의 보리를 먹으면 혈관의 콜레스테롤이나 지방간
도 미끌미끌 잘 녹아내린다. 근육 뭉친 것도 미끌미끌 잘 풀어준다. 고
대 로마의 검투사들은 피로를 풀고 체력을 보강하기 위해 보리를 많이
먹었다고 한다.

미병(未病)

　속담 중에 '호미로 막을 것 가래로 막는다'가 있다. 조그만 문제를 방치하면 큰일이 된다는 이야기다. 하지만 건강은 다르다. 호미로 막을 걸 대형 굴삭기로도 막지 못하는 경우가 빈번하게 일어난다. 예를 들어 저수지 둑에 균열이 생겨 물이 샐 때에, 적시에 막으면 그다지 힘들지 않지만 누수량이 많아지면 문제가 달라진다. 고치기 힘들어지고 비용도 많이 들어간다. 비용이 많이 들어도 고칠 수 있으면 다행이다. 둑이 터지면 손을 놓을 수밖에 없다.

　한의학의 특징 중 하나가 바로 미병(未病)이란 개념이다. 병이 되진 않았지만 되고 있는 상태를 말한다. 뚜렷하게 병이 없음에도 불편한 증상을 호소하는 상태라고 보면 된다. 미병 즉 건강하지 않은 상태를 보여주는 전조 증상은 아주 많다. 여자들은 생리를 통해 건강 상태를 가장 잘 파악할 수 있다. 정상적이던 생리 주기가 엉망이 되고, 양마저 준다면 뭔가 문제가 있는 상황이다. 과로로 인해 몸의 피로가 가중되고 있는 과정일 수도 있고, 혈액생성 작용에 문제가 있는 것일 수도 있다. 몸에 일종의 경고등이 켜진 상태다.

미병은 언제든지 특정 질환으로 발전할 수 있다. 미병 상태에 처해 있을 때 적극적으로 몸의 이상 징후에 관심을 갖고 조처를 취할 경우 충분히 질병 예방 효과를 거둘 수 있다. '예방 의학'과 같은 의미다.

사마천의 《사기열전》 중 '편작창공열전(扁鵲倉公列傳)'을 보면 미병을 치료하지 못하고 죽은 사람 이야기가 나온다.

편작이 제나라의 수도 임치를 방문했는데, 제 환후인 전오가 친히 황궁에서 접대하였다. 편작이 환후의 얼굴을 보며 "전하에게 질병이 있습니다. 다만 표면 부위에 있는데 일찍 고치지 않으면 반드시 악화됩니다."라고 말했다. 환후는 이 말을 듣고 괴상히 여겨 "나는 몸이 건강한데 병이 어디 있는가?"라고 반문했다.

편작이 돌아간 후 환후는 신하에게 "의사는 모두 돈을 탐내고 명성만 얻으려고 병이 없는 사람을 병이 있다고 하여 이로 공을 세우고 사례를 받으려 한다."고 말했다. 5일 후 편작이 또 환후를 만나 "전하에게 질병이 있는데 지금은 이미 혈맥까지 와서 치료를 하지 않으면 더욱 악화됩니다."라고 했다. 환후는 화가 나서 "나는 본래 병이 없어."라며 노발했다. 5일 후 편작이 환후를 만났을 때 다시 한 번 정중히 "전하에게 병이 있는데 이미 위장까지 퍼져 더 두면 위험합니다."라고 했다. 환후는 자신을 환자로 모는 편작의 말에 성이 나서 그를 내쳤다. 그 후

건강할 때 보약을 챙겨라

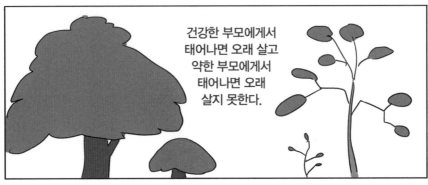

건강한 부모에게서
태어나면 오래 살고
약한 부모에게서
태어나면 오래
살지 못한다.

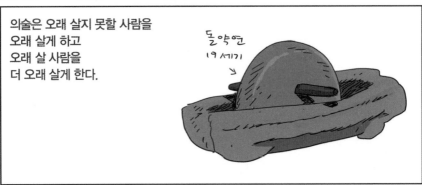

의술은 오래 살지 못할 사람을
오래 살게 하고
오래 살 사람을
더 오래 살게 한다.

돌약연
19 세기

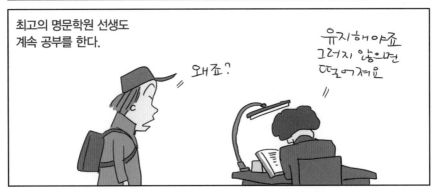

최고의 명문학원 선생도
계속 공부를 한다.

왜죠?

유지해야죠
그러지 않으면
떨어져요

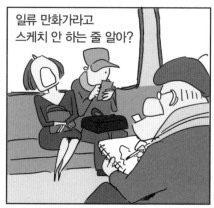

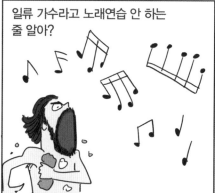

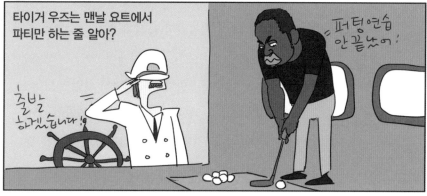

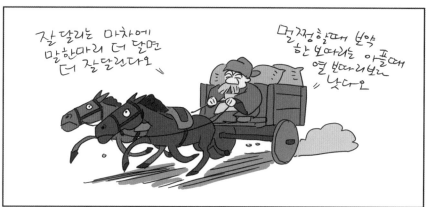

또 5일이 지나 편작이 환후를 만났으나 몸을 휙 돌려 가버렸다.

환후는 이상히 여겨 사람을 보내어 그 이유를 물어보게 하니 편작이 대답하기를 "병은 초기에는 치료할 수 있으나 제 환후의 병은 골수까지 침범해서 치료할 수 없으니 저는 오직 피신할 수밖에 없다."라고 하였다. 이후 5일이 지나자 과연 환후는 병으로 눕게 되었다. 그는 후회하여 급히 사람을 보내 편작을 찾았으나 편작은 제나라를 떠났고, 머지않아 제 환후는 병으로 죽게 된다.

건강은 유비무환이 중요하다. 어떤 질병이 공격해 오지 못하도록 방비 태세를 갖추는 것이 무엇보다 우선이다. 한의학에서는 이를 '생(生)을 기른다(養)'고 하여 양생(養生)이라고 한다. 102세까지 살았던 당(唐)나라의 손사막이 지적하듯이 양생은 약을 먹는 것(不但餌藥)만이 능사가 아니다. 마음을 닦고 언어를 조심하며, 음식을 절제하고 계절에 맞추어 사는 생활방식이나 생활습관이 중요하다.

《동의보감》에서는 우리 몸은 정(精), 기(氣), 신(神)으로 이루어져 있으며, 항상 정을 단련하고(鍊精 연정), 기를 단련하며(鍊氣 연기), 신을 단련하는 데(鍊神 연신) 힘써야 한다고 했다. 정, 기, 신을 쉽게 설명하면 다음과 같다. 정은 남녀 교접 시에 나오는 남자의 정액, 기는 호흡할 때 나오고 들어가는 숨, 신은 평상시에 느끼는 감정이라고 보면 된다. 정을 지나치게 쓰면 정이 모조리 말라 버리게 되며, 기를 지나치게 쓰면 기가 끊어지게 되고, 신을 지나치게 쓰면 신이 다 없어져서 수명이 그만큼 줄어든다.

머리는 차게

아이스박스에서 얼음을 시원하게 하고 싶은 병 위에 놓아야 할까, 아니면 아래에 놓아야 할까? 얼음을 병 위에 놓아야 한다. 왜냐하면 찬 기운은 아래로 내려가서 병이 훨씬 더 시원하게 냉각되기 때문이다. 우리 몸도 마찬가지다. 예로부터 내려오는 만고불변의 건강 법칙은 바로 '머리는 차게 배(발)는 따뜻하게 하라'라는 것이다. 찬 기운은 아래로 내려가고 따뜻한 기운은 위로 올라가니, 이 기운을 따라서 혈액도 같이 움직이면 혈액순환이 원활하게 이루어지기 때문이다.

네덜란드의 저명한 화학자이자 의사인 헤르만 부르하버는 1783년에 죽으면서 "이 책의 내용을 알게 되면 세상에서 질병이 사라지고 그 결과 의사들이 모두 굶어 죽게 될 것이다."라는 유언과 함께 봉합된 한 권의 책을 남겼다. 《의학에서 오직 한 가지의 가장 심오한 방법》이라는 제목의 이 책은 의학이나 건강에 관한 특급비밀이 담겨 있을 것이 분명해 훗날 경매에 부쳐졌고 치열한 경쟁 끝에 당시로선 거액인 2만 달러에 팔렸다. 책을 산 사람이 잔뜩 기대를 하며 겹겹이 싸여진 책을 꺼내어 한 페이지 한 페이지 넘겨보았으나 모두 백지였다. 그런데 마지막 페이지에 조그맣게 한 구절이 쓰여 있었다. 설마 하는 마음에 다시 샅샅이 살펴보았으나 역시 오직 한 구절만 이렇게 쓰여 있었다.

"당신의 머리를 차게 하고 발을 따뜻하게 하라. 그렇게 하면 당신은 건강할 수 있고 의사는 할 일이 없어지게 될 것이다."

우리가 일상에서 머리를 시원하게 하는 방법은 머리를 열심히 빗는 일이다. 그중 찬(冷) 성질이 있는 대나무로 만든 참빗으로 빗어 주는 것이 가장 좋다. 머리를 빗는 순서나 방법은 다음을 참고하여 스스로 정하되, 매일 2~3번씩 꾸준히 해야 하며 머리는 항상 위에서 아래로 빗는다.

- 백회혈에서 독맥을 따라 앞뒤로 빗는다. 독맥이 자극되다 보니 머리의 열이 가장 효과적으로 흩어지고, 코 막힌 것이 없어진다.
- 눈동자가 지나가는 선을 빗어 준다. 눈이 밝아진다.
- 귀를 중심으로 앞과 뒷부분을 위에서 아래로 빗어준다.
- 뒷목 부분을 빗어 주는데 눈 부위가 많이 밝아진다.
- 빗다보면 유독 아픈 부위가 느껴진다. 순환이 안 되는 곳이니 아픈 부위가 없어질 때까지 계속 빗어 준다.

우리는 왜 늙는가?

몸과 마음이 청춘인 젊은 사람은 굳이 이런 표현을 쓸 일이 없지만, 나이 든 사람은 '마음은 청춘'이란 말을 자주 한다. 마치 갓난아이처럼 부드러운 살에 머리카락 검은 것이 엊그제 같은데, 왜 이렇게 늙어 버렸을까?

서양에서는 노화에 대한 학설이 300가지가 넘는데, 이것은 노화를 가장 정확하게 설명하는 학설이 없다는 뜻이기도 하다. 이부영 교수가 쓴 《의학개론1》을 보면 이 300가지는 크게 두 가지로 나눌 수 있다.

하나는 유전인자설이다. 유전인자설은 세포의 발생, 분화가 모두 유전적으로 예정된 프로그램에 의해 이루어진다는 것이 기본 골격이다. 그러므로 죽음도 '세포사망 프로그램'에 의해 이미 예정되어 있는데 세포사망에 이르기까지의 과정을 '노화'라고 본다. 또 하나는 환경인자설인데 온도, 방사선, 운동, 영양 등이 노화에 영향을 미친다는 설이다.

서양과 많은 것이 다른 동양, 특히 사람의 건강과 관계하는 한의학에서는 노화를 어떻게 설명할까?

아버지의 씨앗(精)이 있다. 이 씨앗이 어머니의 정(精, 이것을 아버지의 정(父精)과 구분하기 위하여 모혈(母血)이라고 함)과 만나면 신(神)이 생기게 된다. 이때서야 비로소 하나의 생명으로 간주하게 된다. 태어나면 엄마 뱃속 10개월을 1년으로 쳐서 한 살로 쳐주는 이유가 여기에 있다. 이후 정과 신 사이를 기(氣)가 순환하면서 정과 신은 함께 자란다. 그러다가 남자 나이 40세(여자는 35세)쯤 되면 늙어가고 있는 것을 처음으로 느끼게 된다. 이를《동의보감》'기의 성쇠' 편에서는 "40세가 되면 음기가 저절로 반으로 줄어들어 일상생활에서의 기력이 쇠하게 된다."라고 하였다.

음기인 정이 저절로 절반으로 준 것을 늙어 가는 것, 곧 노화의 원인으로 지목하고 있다. '정자 신지본야(精者 身之本也)'라고 하였듯이 정은 생명 활동을 유지시키는 가장 기본적인 물질이다. 어릴 때는 정이 아래에 충만하기 때문에 달리기를 좋아하고 걷기보다는 빨리 걷기를 더 좋아하게 된다. 40대부터는 걷는 것보다 앉기를 좋아하며 피부가 거칠어지고 머리털이 희어지는 등 노화가 시작된다. 이후 오장(五藏)에 들어 있는 정이 완전히 고갈되면 죽음에 이르게 된다. 이것이 한의학에서 말하는 노화와 죽음의 과정이니 한마디로 노화는 정이 고갈되어 가는 과정이라고 할 수 있다.

40대에 정이 저절로 절반으로 줄어든다면 이는 서양의 유전인자설

기의 흥망성쇠

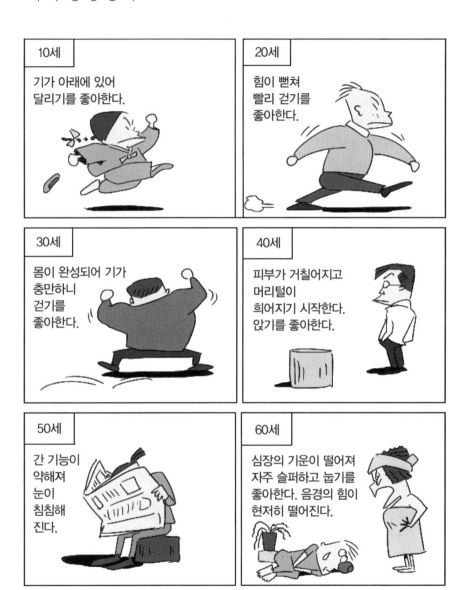

10세
기가 아래에 있어 달리기를 좋아한다.

20세
힘이 뻗쳐 빨리 걷기를 좋아한다.

30세
몸이 완성되어 기가 충만하니 걷기를 좋아한다.

40세
피부가 거칠어지고 머리털이 희어지기 시작한다. 앉기를 좋아한다.

50세
간 기능이 약해져 눈이 침침해 진다.

60세
심장의 기운이 떨어져 자주 슬퍼하고 눕기를 좋아한다. 음경의 힘이 현저히 떨어진다.

70세	80세
비장의 기운이 떨어져 피부가 마른다.	폐가 허약해져 말할 때 실수를 잘한다.

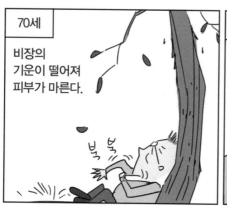
북 북

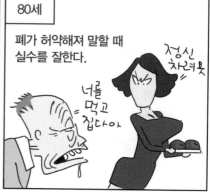
정신 차려봇
너를 먹고 집다아

90세	100세
신장의 기운이 말라붙어 장이 제 역할을 못한다.	장이 모두 비어 기운이 없고 뼈만 남아 죽게 된다.

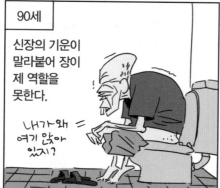
내가왜 여기 앉아 있지?

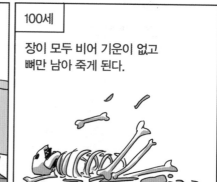

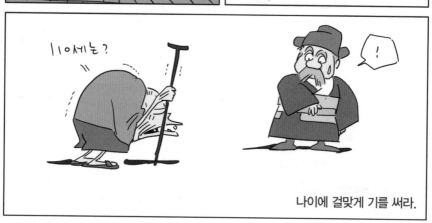
110세는?
!

나이에 걸맞게 기를 써라.

과 같이 예정된 프로그램대로 흘러간다고 볼 수 있다. 그런데 프로그램대로 100세를 사는 사람도 있지만 그렇지 못하고 50세에 죽는 사람이 있다. 《동의보감》에서는 그 이유를 이렇게 설명하고 있다.

"상고 시대의 사람들은 도를 알았기 때문에 음양을 따르고, 술수에 잘 맞추며, 음식에는 절도가 있었고 생활에는 법도가 있으며, 함부로 힘을 쓰지 않았습니다. 그래서 형(形)과 신(神)을 온전히 보전하여 천수를 누리다가 100살이 되어서야 죽었습니다. 요즘 사람들은 그렇지 않습니다. 술을 물처럼 마시고 멋대로 행동하며, 술에 취한 채로 성교하여 정을 고갈시키며 진(眞)을 소모하며, 정을 채워 둘 줄 모르고, 아무 때나 신(神)을 써서 마음 쾌락에만 힘을 씁니다. 이렇게 양생의 즐거움에 역행하여 생활에 절도가 없기 때문에 50살만 되어도 노쇠하는 것입니다."

50살만 되어도 노쇠하는 이유 중에 정을 고갈시키고, 정을 채워둘 줄 모른다는 표현이 있다.

이때 정(精)은 크게 두 가지로 나누어진다. 나를 처음 만들었던 아버지와 어머니의 정을 선천(先天)의 정이라고 하고, 태어나서 내가 획득하는 정을 후천(後天)의 정이라 한다. 건강하고 오래 사는 사람 중에는 부모 역시 건강하고 오래 사는 경우가 많다. 부모님이 건강해서 내가 건강하면 그 사람의 선천의 정은 강한 것이고, 반대로 내가 약한 것이 부모님 때문이라면 선천의 정은 약한 것이다. 하지만 부모님을 골라 태어나는 사람이 없듯 선천의 정은 본인의 의지와는 아무 관계가 없다.

할 수 있는 것은 후천의 정뿐이다. 이 후천의 정을 어떻게 하느냐에 따라 건강하거나 아플 수 있고, 오래 사는 자식이나 명이 짧은 자식도 낳게 된다.

《동의보감》'정위지보(精爲至寶)' 편에 "정과 기는 서로 기르므로 기가 모이면 정이 가득 차고, 정이 가득 차면 기가 성해진다. 매일 먹는 음식 중의 정수가 정이 되기 때문에 정이라는 글자는 쌀 미(米) 자와 푸를 청(靑) 자가 합하여서 만들어 졌다."라고 하였다. 후천의 정을 만드는 두 가지 방법을 이야기 하고 있으니 첫째는 기를 모으는 것이고 둘째는 음식 중의 정수를 먹는 것이다. 곧 숨을 깊이 쉬어 하단전에 정을 모으고, 허드레 음식보다는 좋은 음식을 먹어야 한다는 말인데《동의보감》에서는 "죽이나 밥을 끓이면 가운데로 걸쭉한 밥물이 흘러들어 엉기는데, 이것은 쌀의 정미로운 액체가 모인 것으로, 이것을 먹으면 정을 만드는데 제일 좋다. 먹어보면 효과가 있다."라고 하였다.

이렇게 만들어진 정은 일차적으로 신장에 저장되는데, 때가 되면 자녀들의 선천의 정이 된다. 후손을 만드는 것이 모든 생명체들의 지상 과제임을 생각한다면 충분히 이해가 될 것이다. 신장에 저장된 정은 간장, 심장, 비장, 폐장으로 옮겨져 다시 저장되는데 이 저장된 정으로 오장의 기능을 제대로 수행하게 된다. 그래서 선천의 정은 '신장의 정', 후천의 정은 '오장의 정'이라는 말로 표현하기도 한다. 그리하여 신장의 정으로는 후손을 낳고, 오장의 정으로는 생명 활동을 영위하는 것이다.

바다에서 나는 먹거리

먹고 살 것이 없는 사막에서는 생물의 개체 수가 적다. 반면에 바다 같이 먹을 것이 풍부한 곳은 다양하고 많은 개체 수가 살아간다. 학자들은 지구상에 있는 생물 개체 수의 90% 정도가 바다에 살고 있다고 추정하고 있다. 이렇게 먹을 것이 풍부한 바닷물 속 무기질 조성 비율은 사람의 무기질 조성 비율과 흡사하다고 한다. 그러니 바다에서 나는 먹거리는 육지에서 나는 먹거리보다 우리 몸에 더 좋을 수밖에 없다.

그리스의 크레타나 일본의 오키나와 같은 섬에 장수하는 사람이 많은데, 그중 하나가 이렇게 풍부하고 몸에 좋은 바다 음식들을 쉽게 구할 수 있다는 것일 것이다. 우리나라도 삼면이 바다로 둘러 싸여 있다. 그래서 바다 음식을 쉽게 먹을 수 있는 만큼 장수의 가능성이 높다고 할 수 있다. 지금부터 바다 음식은 어떤 효과가 있고, 언제 먹는 것이 좋은지 알아보자.

통 채로 먹는 것은 습성이 중요하다

해삼은 예로부터 몸이 약한 사람이나 임산부들이 허약할 때 많이 먹었던 강장 식품이다. 서유구가 《전어지》에서 '바다에 있는 동물 중에서 가장 몸을 이롭게 한다.'고 했는데 약효가 산삼과 같다고 해서 바다(海)의 산삼(蔘)이라 불렀다. 해삼은 19℃ 이하의 수온에서 잘 자라는데 20℃가 되면 성장을 멈추고 24℃에서는 '여름잠'을 자는 것으로 알려졌다. 그래서 해삼의 좋은 성분이 가장 많을 때는 12월부터 다음 해 4월까지로 이때가 맛도 제일 좋다.

산삼은 몸체의 70%가 손상돼도 시간이 흐르면 다시 복원이 된다. 해삼도 산삼처럼 재생력이 강한데 적의 습격으로 신체의 일부가 훼손되어도 몇 개월이 지나면 다시 원상 복구가 된다고 한다. 이런 습성을 알면 해삼의 효능을 쉽게 짐작할 수 있다. 관절의 연골이 닳아서 무릎이 아픈 경우가 있다. 해삼의 콘드로이친(Chondroitin) 성분이 영양을 공급하고 유액(油液)이 연골에 머물도록 해서 탄력을 좋게 한다. 수술 상처 부위가 아물지 않을 때도 말린 해삼 가루를 뿌리면 조직의 재생이 촉진되어 빨리 낫는다.

또한 민간에서는 습진이나 무좀에 해삼 삶은 물을 바르기도 하는데 이것은 홀로톡신(Halotoxin)이라는 물질 때문이다. 해삼에는 균을 죽이는 이 성분이 무좀 치료제보다 적게 함유되어 있지만 피부 조직을 새롭게 하는 효과가 뛰어나다.

낙지는 낮에 갯벌 속에 숨어 있다가 밤이 되면 나와서 작은 게, 새우, 갯지렁이 등을 잡아 먹고 산다. 지치지도 않고 말이다. 낙지가 지치지 않고 먹이를 잡을 수 있는 원동력은 피로회복 물질인 '타우린' 때문이다. 낙지 100g당 854mg의 타우린이 함유되어 있다. 《자산어보》에는 영양부족으로 일어나지 못하는 소에게 낙지를 서너 마리만 먹이면 거뜬히 일어난다고 기록되어 있을 정도로 피로회복에 효과적인 음식으로 알려져 있다. 요즘 시판되는 피로회복제 드링크에도 타우린이 다량 함유되어 있다.

'갯벌의 산삼'이라 불리는 낙지도 몸에 좋은 때가 따로 있다. 낙지는 봄에 알을 까고 오뉴월에 부화한다. 그래서 오뉴월이 되면 어미 낙지들은 기운과 영양을 다 써 버린 상태가 된다. 오죽하면 '오뉴월 낙지는 개도 안 먹는다.'는 속담이 있겠는가! 부화한 낙지는 여름에는 다리가 가는(細) '세발 낙지'가 되고, 서늘한 바람이 부는 가을에는 통통하게 살이 올라 '꽃낙지'가 된다. '봄 조개, 가을 낙지'라는 말처럼 가을 낙지인 '꽃낙지'만이 '갯벌의 산삼'이라 이름 붙일 수 있다.

껍질 속에 있는 것은 정(精)에 좋다

조개는 갯벌에서 산다. 갯벌에서 살면서 입수관을 통해 들어온 바닷물을 여과해서 그 속에 들어 있는 영양 성분으로 살아가고 있다. 3cm 크기의 조개(바지락)라면 시간당 약 1리터 정도의 바닷물을 여과할 수 있다고 하는데, 하루면 24리터, 한 달이면 720리터이니 대단한 양이 아닐 수 없다.

카사노바가 즐겨 먹던 굴

기력이 좋은 청년의 독에
물이 채워지면 넘친다.
이것이 몽정이다.
지극히 정상이다.
치료할 필요가 없다.

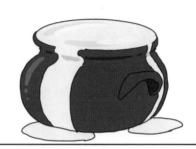

허약한 사람이 몽정이
잦으면 금 간 독에서
물이 새는 것과 같다.
독에 물이 항상 부족하다.
이런 상태는 오래가기
전에 치료해야 한다.

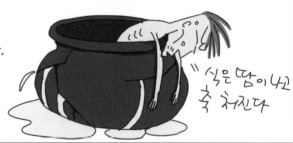

식은 땀이 나고
축 처진다

이때 쓰는 약이 황백(黃柏)과 지모(知母)다.

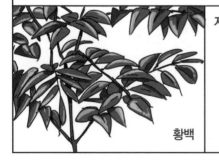

황백

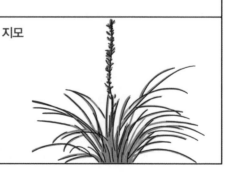

지모

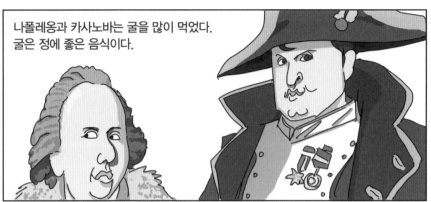

나폴레옹과 카사노바는 굴을 많이 먹었다.
굴은 정에 좋은 음식이다.

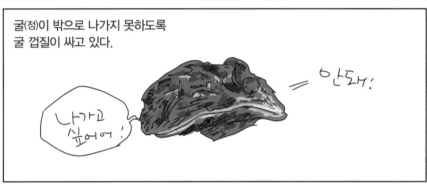

굴(정)이 밖으로 나가지 못하도록
굴 껍질이 싸고 있다.

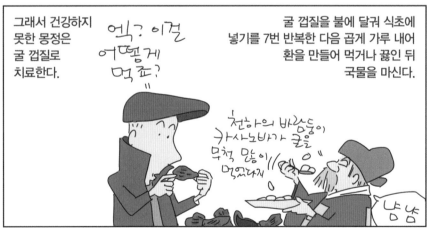

그래서 건강하지
못한 몽정은
굴 껍질로
치료한다.

굴 껍질을 불에 달궈 식초에
넣기를 7번 반복한 다음 곱게 가루 내어
환을 만들어 먹거나 끓인 뒤
국물을 마신다.

그래서 조개에는 갯벌 주변의 바닷물 속에 있는 여러 물질이 농축(精)되어 들어 있다. 조개 속의 타우린, 필수 아미노산, 동물성 글리코겐, 비타민 A, B, B12, 철분, 요오드, 아연 등의 성분은 피로를 풀어 주고 피는 맑게 해준다. 이 중 피를 맑게 하는 조개의 작용은 생리 중에 어혈(탁한 피)이 생기기 쉬운 여성에게 큰 도움이 된다. 덩어리 있는 생리를 하거나 순환이 안돼서 온 몸에 시퍼렇게 멍이 들었을 때 혹은 자궁에 혹이나 근종이 있을 때 효과가 있다는 말이다. 물론 조개는 여성에게만 도움이 되는 먹거리는 아니다. 간이 약해 쉬이 피로하고 황달이 있을 때도 좋고, 고혈압, 고지혈 등 혈액 질환 환자의 경우도 조개가 좋다.

석화(石花)라고도 부르는 굴은 갯벌에서 나는 조개와 달리 바위에 붙어서 산다. 그래서 조개와 달리 아연을 섭취하는 능력이 탁월하다. 하루에 필요한 아연의 양이 10~15mg인 데 반해, 굴 100g에는 50~100mg의 아연이 들어 있을 정도로 그 양이 풍부하다.

굴의 산란기는 5~8월이다. 이때는 영양가도 떨어지지만 여름이라 쉽게 상할 수 있다. 그래서 옛 사람들은 산란기를 앞둔 4월 이전, 즉 산란하지 않은 굴만 고집했는지 모른다. 서해안 바위에서 자라는 굴은 썰물 때는 햇빛을 받고, 밀물 때는 바다 속에 잠기다 보니 알이 잘고 옹골차다. 남해안에서 수하식양식(垂下式養殖)으로 자라는 굴은 성장 기간 내내 물 속에 잠겨 있다 보니 플랑크톤만 먹고 살아 알이 굵고 풍만하다. 그래서 살이 찌고 싶으면 남해안 굴을 먹어야 하지만 그렇지 않은 경우라면 서해안 굴이 좋다. 작은 고추가 더 맵듯이, 작은 굴의 효과가 더 세기 때문이다.

뼈를 발라내고 먹는 것은 속살이 하얀지 붉은지를 본다

흰 살 생선은 명태, 조기, 가자미 등인데 단백질 등 영양 성분이 많이 들어 있어 체력을 보강하는 힘이 강하다. 반면 붉은 살 생선은 고등어, 연어 등인데 혈액순환을 도와주는 성분, 즉 곧 DHA나 EPA가 많이 들어 있어 혈액순환에 도움을 준다. 수산학자들에 따르면 붉은 살 생선은 활동이 매우 민첩한데, 민첩하게 활동하기 위해서는 혈액순환이 잘 되어야 하고, 혈액순환이 잘 되면 그 살은 붉은 색을 띤다고 한다.

장어는 흰 살과 붉은 살 생선의 장점이 고루 들어 있다. 흰 살 생선이라 체력을 보강하면서도 DHA나 EPA가 많이 들어 있어 순환을 잘 시켜 준다. 이것은 장어의 습성을 알면 저절로 수긍을 할 수 있다. 장어는 아직도 그 정확한 산란 장소를 모르는데 세계에서 수심이 가장 깊은 필리핀 해역으로 생각하고 있다. 가을이 되면 산란을 위해 아무 것도 먹지 않은 채 수십만 리를 헤엄쳐 그 해역으로 가야 하는 것이 장어다. 그러기 위해서는 체력(흰 살)과 순환(붉은 살의 DHA나 EPA)이 동시에 필요하기 때문이다.

노인 건강의 핵심, 이불과 죽

한의학계에서도 유명한 신바람꾼이 있었다. 〈승무〉, 〈고풍의상〉, 〈낙화〉라는 시로 유명한 조지훈 시인의 아버지 조헌영 선생이다. 그는 일본 와세다 대학 영문과를 졸업했으나 전공과 무관하게 《통속한의학 원론》, 《민중의술 이료법》이라는 책을 썼다. 또 1934년부터 조선일보에서 게재한 '동서의학에 관한 논쟁'에서도 한의학계의 편을 들었던 사람이다. 그가 쓴 《통속한의학 원론》에는 다음과 같은 도표와 글이 있다.

'사람이 죽는데 횡사나 어떤 급격한 원인으로 죽는 것이 아니다. 그리고 만성병이나 노쇠로 인한 자연사는 그 시기가 대개 정해져 있다. 계절로는 추울 때, 시간으로는 밤이다. 노인의 자연사를 보면 해가 진 후 어두워지면 정신이 혼미해지고, 밤 12시 무렵이 되면 정신이 오락가락하여 혼수상태에 들어간다. 오전 2시 무렵이 되면 더욱 위험해져 방

노쇠로 인한 월별 사망자 수

	1월	2월	3월	4월	5월	6월
1926년	2020명	1811명	1929명	1854명	1700명	1607명
1927년	2601명	2339명	2514명	2356명	2118명	1843명
1928년	2470명	2411명	2609명	2084명	1907명	1827명
3년합계	7091명 (최고)	6561명	7052명	6294명	5725명	5277명 (최저)
	7월	8월	9월	10월	11월	12월
1926년	1524명	1697명	1634명	1626명	1592명	2015명
1927년	2055명	2224명	2263명	2060명	1938명	2171명
1928년	1804명	1787명	1697명	1926명	1840명	2200명
3년합계	5383명	5708명	5594명	5612명	5370명	6386명

금 숨이 끊어질 것 같은 상태로 가다가 오전 5시에서 10시 사이에 절명되는 예가 많다. 여러 집의 제삿날을 조사해 보면 겨울철과 봄철에 가장 많은 것을 알 수 있다. 이것으로 보아 음이 왕성한 시간에 사람이 많이 죽는 것은 부인할 수 없다. 그것을 음양으로 설명하면 양은 삶의 기운이고 음은 죽음의 기운이라고 할 수 있다.'

이것을 음양이 아니라 온도로 바꿔 말해도 같은 결론에 이를 수 있다. 가장 온도가 낮은 밤과 겨울에 죽는 사람이 많고 온도가 높은 낮이나 여름에는 죽는 사람이 적다. 옛말에도 노인을 모시려면 한여름에도

영만아, 이불을 덮어라

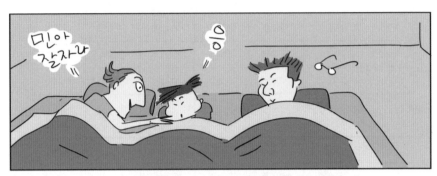

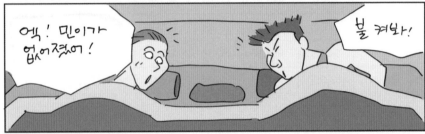

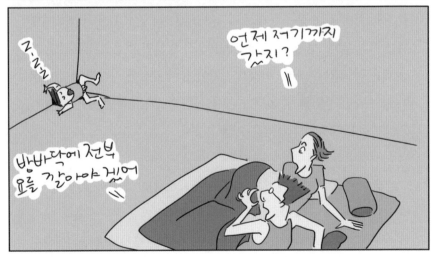

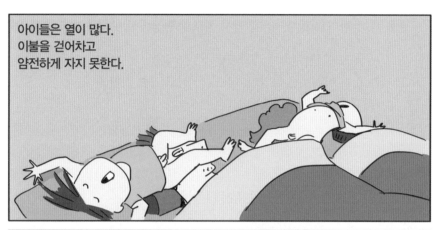

아이들은 열이 많다.
이불을 걷어차고
얌전하게 자지 못한다.

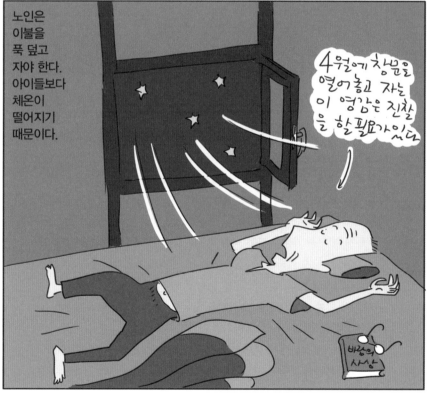

노인은
이불을
푹 덮고
자야 한다.
아이들보다
체온이
떨어지기
때문이다.

4월에 창문을 열어놓고 자는 이 영감은 진찰을 할 필요가 있다

비상의 사상

불을 때야 한다고 했다. 이 말 역시 온도의 입장에서 이해하면 크게 무리가 없으니 한여름에도 가벼운 이불을 덮고 자기를 권한다. 이불을 덮고 자는 것이 어려우면 양말만이라도 꼭 신고 자는 것이 좋다.

궁금해요

대표적인 약죽

《임원십육지》에서는 '매일 아침에 일어나서 죽 한 사발을 먹으면 배가 비어 있고 위가 허(虛)한데 곡기(穀氣)가 일어나서 보(補)의 효과가 있으며 이는 사소한 것이 아니다. 또 매우 부드럽고 매끄러워서 위장에 좋다. 이것은 음식의 최묘결(最妙訣)이다.'라고 하여 죽을 아침 식사의 으뜸으로 이야기하고 있다. 또 죽의 열 가지 이로움을 말하고 있는데 '죽은 혈색을 좋아지게 하고, 기운을 돕고, 수명을 늘리며, 갈증을 없애주고, 심신을 안락하게 한다. 뿐만 아니라 말을 잘하게 하고, 풍증을 없애며, 음식을 잘 내려가게 하고, 말소리가 맑고, 배고픔을 억제한다.'라고 하였다.

이 같은 죽에 약효가 있는 한약재를 더한 것이 '약죽'이다. 약죽은 음식 요법에 약물 요법을 결합한 새로운 형태의 치료술로서 누구나 만들어 먹을 수 있고 돈도 많이 들지 않으며 효과도 괜찮은 건강 요법이라고 할 수 있다.

흰죽은 약죽 중 가장 기본이 되는 죽으로, 쌀의 크기에 따라 곱게 간 쌀로 만든 죽(비단죽), 반 정도 으깬 쌀로 만든 죽(원미죽), 쌀을 통으로 넣고 만든 죽(옹죽)으로 구분한다. 쌀의 크기는 먹는 사람의 취향에 따라 선택하면 된다. 여기에 잣을 넣으면 잣죽, 칡가루를 넣으면 갈근죽, 인삼과 황기 끓인 약즙을 넣으면 보허정기(補虛正氣)죽이 되는 것이다.

대표적인 죽으로는 검은깨(흑임자)죽과 우유(타락)죽을 들 수 있다. 검은깨죽은 조선 시대 왕가에서 아침죽으로 가장 인기 있던 것으로 검은깨와 쌀을 곱게 가루 내어 만든 비단죽이다. 이 죽은 숙종 임금과 장희빈이 즐겨 먹었으며 삼거지덕(三去之德)이 있다고 한다. 늙어서 풍이 없고, 흰 머리카락이 없고, 근심이 없게 된다는 죽이다.

《동의보감》에 보면 '인유(사람 젖)는 오장을 도와주고 살결을 고와지게 하며, 머리털을 윤기 나게 한다. 또한 여윈 사람을 치료한다. 먹으면 사람을 살찌게 하고 윤택하게 한다. 젖 중에서 소젖이 가장 좋고, 양젖이 다음이며 말젖은 그 다음이다. 그러나 사람 젖이 최고다.'라고 하였다. 그래서 돌까지는 영양분이 풍부한 모유 수유를 권하는 것이다.

인유에는 못 미치나 소젖(우유)도 '몸이 허약하면서 여윈 것을 도와주고 번갈을 멎게 하며, 피부를 윤택하게 하고, 심과 폐를 길러주며 열과 독을 풀어준다'라고 하였다. 때문에 타락죽은 아주 지체가 높은 사람이나 나이가 많은 사람에게 특히 인기가 많았다. 《조선왕조실록》을 보면 인종의 경우 건강이 악화되자 여러 신하들이 우유로 만든 타락죽을 영양식으로 권하였다고 한다. 정조의 경우에도 겨울철이면 늘 우유죽을 먹고 체력을 유지하였다는 기록이 있다. 기로소(耆老所)라 하여 70살 넘는 신하들이 모여 있는 연회(宴會)에서 그들을 대접했던 것 역시 타락죽이었다.

경옥고의 약효

경옥고는 송나라 때 홍준(洪遵)이 지은 《홍씨집험방》에서 맨 처음으로 나온 처방이다. 생지황, 신라 인삼(지금의 산삼), 복령, 꿀, 이 4가지 약물로만 되어 있는 매우 단순한 처방같이 보이나 처방의 백과사전이라 여기는 《동의보감》에서 가장 앞부분에 소개하는 명 처방이다.

'경옥고는 정(精)을 채워주고 수(髓)를 보하며 진기를 고르게 하고 양성하며 노인을 다시 젊어지게 한다. 모든 손상된 것을 보하고 여러 병을 없애어 신(神)이 충족하게 되며 오장의 기가 차서 넘치고 흰머리가 검어지며 빠진 이가 다시 생기고 걸어 다니는 것이 말이 달리는 것과 같아진다. 하루에 여러 번 먹으면 종일 배고프거나 갈증이 없는 등 그 효과를 이루 다 말할 수 없다.'

많은 논문들이 경옥고의 효과에 대해서 다루고 있다. 대표적으로 '경옥고와 고지혈증'에 관한 논문을 들 수 있다. 현대인에게 중풍은 무서운 질환이다. 이런 중풍을 야기하는 가장 유력한 병증 중의 하나가 바로 고지혈증이다. 일반 경옥고와 단삼을 더한 단삼경옥고, 단삼 외 4가지 약재를 가미한 경옥고가미방 중 어느 경옥고가 가장 고지혈증에 좋으냐를 실험했다. 이 둘 모두 고지혈증을 예방하고 치료하는 데 유효하다. 하지만 혈청 중의 중성지방을 유의성 있게 감소시킨 경옥고가미방이 더욱 양호한 고지혈증 억제효과를 가진 것으로 판단된다는 것이 논문의 결론이다.

경옥고가 결핵균에 미치는 영향에 관한 실험 논문도 있다. 고농도(500㎍/㎖)에서 현저한 내성억제효과가 나타났고, 리파마이신(rifamicin), 시프로플록사신(ciprofloxacin)을 단독 투여했을 때보다 경옥고와 혼합하여 투여하였을 때 더 강력한 항결핵효과가 나타났다는 것이 그 요지이다.

경옥고는 본방 그대로 쓰는 것도 좋지만 특정한 목적을 위해 1~3가지 정도의 약물을 가미(加味)하여 쓰는 경우도 많다. 《의학입문》에서는 천문동을 더하여 경액고(瓊液膏)라고 하였고, 《동의보감》에서는 명나라 영락제 당시 태의원 회의에서 경옥고에 천문동, 맥문동, 지골피 각 8량을 더하여 황제에게 올려 드시게 하였더니 황제가 익수영진고라는 이름을 내려 주셨다는 기록이 있다. '경옥고가미방 추출물이 생쥐의 양모 및 발모 관련 단백 발현에 미치는 영향'이라는 논문에서는 하수오를 더한 경옥고가 탈모치료제인 미녹시딜과 유사한 효과를 보인다고 하였다. 표고버섯가루와 동충하초를 서로 다른 비율로 첨가한 가미경옥고에 항암효과와 항종양효과가 있음을 밝힌 논문은 물론 중국의 피부 미용에 좋은 가미경옥고의 개발에 고무된 것인지는 모르지만 우리나라 대기업의 한방피부과학연구소에서 나온 '경옥고가미방 효모 발효물이 피부 노화에 미치는 영향'이라는 논문도 있다.

경옥고에 이 같은 효과가 있는 것은 생지황, 인삼, 복령, 꿀의 효능 때문만은 아니다. 왜냐하면 이들 약재에 들어 있는 성분 외에도 경옥고에는 새로운 물질들이 들어 있다는 것을 현대 과학에서 밝혀냈다. 예를 들면 rg3나 5-HMF와 같은 물질이다. rg3는 백삼에는 없지만 홍삼에는 들어 있고 5-HMF는 생지황에는 없지만 숙지황에는 들어 있다. 결국 원재료에는 없지만 만드는 과정 중에 새로 생긴 이와 같은 물질 때문에 경옥고의 효능이 결정된다고 판단할 수 있다. 혹은 홍삼과 숙지황이 되는 과정 중에 경옥고의 약효가 나오는 것이라고 볼 수도 있다.

참고로 경옥고를 만드는 방법에 대해 여기서 한 번 고찰해 보자.

1. 인삼과 복령가루가 생지황 즙과 꿀에 잘 섞이도록 화균(和勻)한다.
2. 《홍씨집험방》은 은그릇이나 석기 혹은 좋은 오지그릇에, 《의학입문》은 오지그릇이나 항아리에, 《동의보감》은 항아리에 담는다고 하였으니 흙으로 만든 토기에 담는 것이 무난할 것 같다. 그릇의 크기도 중요한데 《홍씨집험방》에서만 그릇이 작으면 두 곳으로 나누어 담으라고 하였다.
3. 《홍씨집험방》에서는 깨끗한 종이를 써서 20~30겹으로 잘 봉하여

막은 다음 끓는 물에 넣는다고 하였고,《의학입문》은 면지를 사용하여 일곱 번 싸고, 두꺼운 천으로 한 겹 싼 다음 단단하게 항아리 입구를 봉하여 구리로 만든 솥에 넣는다고 하였고,《동의보감》에서는 기름을 먹인 종이 다섯 겹과 두꺼운 천을 한 겹 더 대어 항아리 입구를 단단히 봉한 다음 구리로 만든 솥에 넣어 모태의 자궁 속의 물에 태아가 매달려 있는 것처럼 하여 항아리 입구가 물 위에 나오도록 한다고 하여 좀 더 구체적으로 표현하고 있다.

4. 불 때는 땔감으로는 모두 뽕나무나 섶을 사용한다고 하였지만, 불 때는 방법에 있어서는 약간의 차이가 있다.《홍씨집험방》에서는 6일 낮 동안만 불을 때거나, 밤을 이어서 땠으면 3일 밤이면 된다고 하였고,《의학입문》과《동의보감》에서는 3일 밤낮으로 불을 땐다고 한 것이다.

5. 다른 책에는 없는 내용이《동의보감》에 나오는데, 불을 때는 도중에 구리 솥 내의 물이 줄어들면 따뜻한 물을 첨가한다고 하였다.

6. 불을 땐 다음에 우물물에 담가야 하는데《홍씨집험방》에서는 화독 (火毒)을 제거하기 위하여 새가 알을 낳는 시간 동안 넣어 둔다고 하였고,《의학입문》과《동의보감》에서는 하루 밤낮을 담근다고 하였다.

7. 우물에서 꺼낸 다음 3일 동안 달이던 물속에 다시 넣고 하루 밤낮을 더 달이는 내용은 세 의서에 모두 나오는데, 수기(水氣)를 보내기 위해서라는 설명도 똑같다. 약재들을 보다 잘 숙성하기 위한 과정으로 이해하면 될 것 같다.

경옥고가 혈압이 높거나 당뇨가 있는 사람에게 괜찮은가?

이 대답에 적당한 논문이 있다. 이 논문에서 경옥고는 성인병의 예방과 치료에 우수한 효과를 기대할 수 있는 것으로 사료된다고 최종적으로 결론지었다.

중앙대학교 약대에서 나온 경옥고 3부작 중 두 번째 논문인 '경옥고의 생리 활성 2-고혈당, 고혈압, 지구력 및 체중감소에 미치는 영향'이 그것이다. 혈당은 600mg/kg 및 1200mg/kg을 투여한 실험군에서 73.0 ± 4.9mg/dl 및 61.0 ± 11.3mg/dl로서 용량 의존적으로 유의성 있는 혈당 강화효과가 있었다. 고혈압은 300, 600, 1200mg/kg을 투여한 실험군에서 모두 다소의 혈압강화효과를 나타냈으며, 특히 장기간 투여 시 유의성 있는 고혈압 억제작용이 있었다. 지구력 시험에 있어서 수영시간 연장은 모든 실험군 100, 200, 400mg/kg에서 169.6 ± 68.4, 289.5 ± 69.2, 312.5 ± 98.4sec로 용량 의존적으로 유의성 있게 연장되었다. 체중감소 실험에 있어서는 200, 400mg/kg에서 26.9 ± 1.4, 24.1 ± 1.4g으로 용량 의존적으로 유의성 있게 감소되었다.

방중술

《동의보감》에는 방중술에 관한 내용이 없다. 그러나 예전부터 사람들이 《소녀경》에 관심을 갖는 것을 보면 섹스는 시대를 불문한 관심사일지도 모른다. 1973년 중국 장사 마왕퇴에서 출토된 고대의학 서적 중에도 《십문》, 《천하지도담》, 《합음양방》, 《잡금방》과 같은 방중술 서적이 다수 발견되었다. 그중 《천하지도담》을 보면 '사람이 나서 배우지 않아도 되는 것은 둘이다. 하나는 숨 쉬는 것이고 둘은 먹는 것이다. 이 두 개가 아니라면 모두 배워 익혀야 한다. 이런 까닭으로 성인의 방중술에는 반드시 법칙이 있다.'라고 기록되어 있다. 운전은 면허를 따면 누구나 할 수 있으나 면허를 딴 이후에도 운전을 배우는 이유는 운전을 더 능숙하게 잘하고 싶어서이다. 합음양도 마찬가지이다. 합음양은 배워서 익히지 않아도 잘할 수 있는(?) 자손번식 본능에 속하지만 성인의 법칙을 배워 익히면 운전을 더 잘하듯이 합음양을 더 잘하게 된다.

　방중술에 관한 문헌적 자료를 최초로 소개한 책은 반고의 《한서예문지》이다. 이 책에서는 방중(房中)을 정의하기를 "방중은 인간적 성정(性情)의 극치와 지극한 도의 경지에 관련된 것이다. 그러므로 성왕(聖王)은 밖으로는 쾌락을 절제하고 안으로는 정욕을 삼가는 것으로써 절도 있는 법도를 삼은 것이다. 옛말에도 '선왕(先王)이 악(樂)을 제정한 것은 모든 일의 절도를 세우기 위함이다.'라고 전해온다. 즐겁되 절도가 있으면 화평하게 장수할 수 있으나 어리석은 자가 이 도리를 돌이키지 않아 질병이 생기고 생명을 잃게 되는 것이다."라고 하였다.

　위의 내용에 따르면 방중술은 원래 정욕의 절제를 통한 양생법에서 출발하였음을 알 수 있다. 이것은 방중술을 익혀야 하는 사람이 누구인지를 잘 말해준다. 혈기 왕성한 젊은이가 아니라 절제가 필요한 나이의 사람이다. 《손진인천금방(孫眞人千金方)》에서는 콕 집어 40세 이후로 한정하고 있다. 40세는 신장 기운이 쇠약해져서 머리카락이 빠지고 피부와 치아에 윤기가 없어지기 시작하는 때이다. 이때부터 합음양에 있어서도 절제가 필요하다는 말이다.

　방중술로 전해지는 것은 크게 2가지인데 그중 하나를 소개한다. 정액사출의 억제, 곧 접이불루(接而不漏)의 방법이다. 《소녀경》에서는 그 공덕을 다음과 같이 밝히고 있다.

　"사정을 하려 할 때 한 번 이를 억제하면 기력이 왕성해지며, 두 번 억제하면 귀와 눈이 밝아지며, 세 번 억제하면 여러 가지 병이 없어지며, 네 번 억제하면 오장이 좋아지며, 다섯 번 억제하면 혈맥이 충실해지며, 여섯 번 억제하면 허리와 등이 강해지며, 일곱 번 억제하면 엉덩이와 다리가 강해지며, 여덟 번 억제하면 몸이 윤택해지며, 아홉 번 억제하면 수명이 연장되며, 열 번 억제하면 신명에 통할 수 있다."

《손진인천금방》에서는 "백 번 교접해도 능히 누설하지 않으면 장생할 수 있다."라고 하였다. 그러나 이는 대체적인 강령에 불과할 뿐 이 방법이 효과적이기 위해서는 많은 보충적 노력이 필요하다고 한다. 《손진인천금방》에서는 상대편 여성의 선택 요령 및 교접을 피해야 하는 날 등 여러 가지 금기를 밝히고 있다. 이 금기는 매우 엄격하여 이를 모두 고려할 경우 1년 중 교접이 가능한 날은 며칠 안 된다고 한다.

여기에 대해 이동호 의사가 '수련도교의 방중술에 관한 현대 의학적 고찰'에서 서술한 내용이 도움이 될 것 같아 소개한다.

'일반적인 개념의 방중술은 성적 교접을 하되 극치감에 이르지 않는 상태에서 음경의 발기만을 지속시켜 성적 유희를 하거나, 극치감에 이르러 사정 직전에 정액을 사출하지 않기 위해 사정 중단법이나 사정 보류 방법을 사용한다. 이때의 흥분으로 인하여 극도로 충혈된 성기나 부성기를 시원스러운 사정을 통하여 완전히 이완시키지 않으면 성기와 부성기에 염증을 일으키는 부작용이 발생할 수 있다. 또한 성선과 부성선이 폐용성 위축을 일으켜 성선의 기능 저하를 일으켜서 불로장생에 불리한 조건을 만들 것이다. 그러므로 치열한 생존경쟁의 사회 속에서 생활하면서 받아온 신체적 질병과 노화를 촉진하는 정신적 스트레스를 만족한 성행위와 시원스러운 사정을 통하여 해소시킴으로써,

정액은 보배 중의 보배

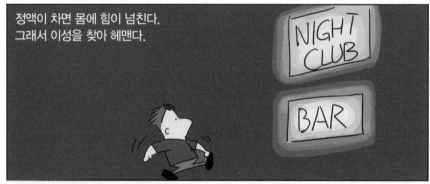

정액이 차면 몸에 힘이 넘친다.
그래서 이성을 찾아 헤맨다.

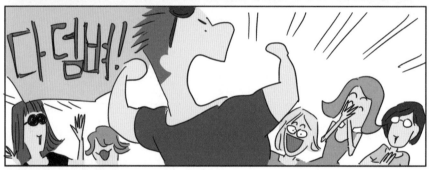

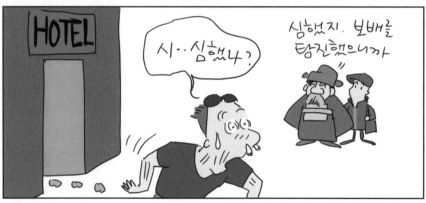

정액은 보배다.
잘 지키면 나이를 천천히 먹는다.

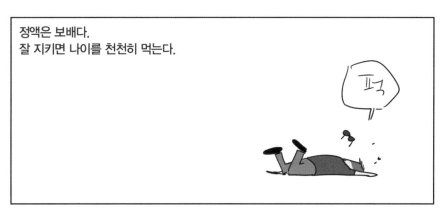

여성에게 이것을 주면 사람을 낳고
자신에게 남기면 자신을 살린다.

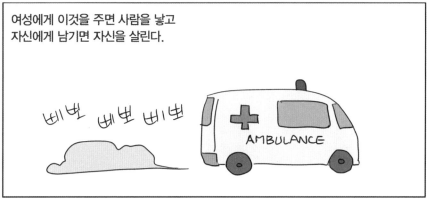

자식을 만드는 데 써도 아까운데
어떻게 헛되이 버릴 수 있으리오.

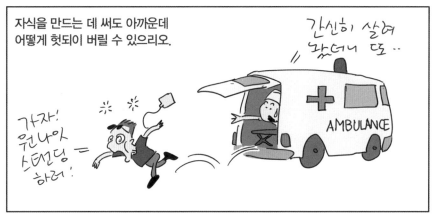

자율신경의 평형실조를 정상상태로 회복시켜 정신신체질환을 예방하고 활력에 넘치는 생활을 영위해야 장생에 도움이 될 것이다.

그러나 한편 성교를 함에는 성적 동반자가 요구하는 성적 횟수와 성적 지속시간을 만족시킴으로서 가정으로부터의 정신적 스트레스를 해소하거나 예방하고, 건강을 위한 적극적인 협력을 받도록 하기 위해서는 일반적 개념의 방중술이 도움이 될 것으로 사료된다.'

10

정력 보강 체조

2015년 정우진 한의철학자는 《한의학의 봄》이라는 책을 냈다. 그는 발에 있는 6개의 경락이 가장 먼저 생겼을 것으로 추정하고 있다. 대부분의 환자에게서 발에 있는 경혈을 취했던 30여 년의 임상 경험으로 볼 때 필자는 그의 견해를 긍정적으로 받아들인다. 한걸음 더 나아가 그중에서도 용천(湧泉)혈이 매우 이른 시기에 발견되었을 것이라고 생각하고 있다. 왜냐하면 발 경락에 있는 혈 중에서 용천혈만큼 중요한 작용을 하는 혈이 없기 때문이다.

《동의보감》을 보면 '몸의 기가 도는 것은 자(子)시마다 왼쪽 발바닥 가운데 용천혈에서 양기가 일어나서, 왼쪽 다리, 배, 옆구리, 왼쪽 손을 따라 돌아 머리 꼭대기의 신문(囟門)에 올라 멈춘다. 그리고 오(午)시에 머리 꼭대기로부터 오른쪽 손, 옆구리, 배, 다리를 따라 돌아 오른쪽 발

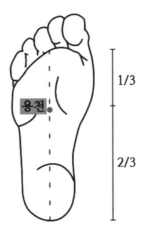

1/3

2/3

용천

바닥에서 멈춘다.'라고 하였다. 즉, 우리 몸의 기가 시작되고 끝나는 곳이 바로 용천혈이다.

그 이후 12경락 체계에 와서는 용천혈이 생식과 타고난 체력을 담당하는 신(腎)경이 시작하는 지점으로 여겨졌다. 이곳을 자극하게 되면 생식의 힘과 타고난 체력이 샘물(泉)처럼 용솟음(湧)치게 되니 이름마저도 용천혈이라 한 것이다. 꼭지만 틀면 수돗물이 나오는 요즘에 샘에서 물이 용솟음치는 것이 얼마나 복된 일인지 상상하기 어렵다. 하지만 당시는 빗물에만 의지하여 농사를 짓던 농경 사회였으니 그 가치를 충분히 가늠할 수 있다.

예전에는 결혼한 남자라면 용천혈을 자극받은 경험이 대부분 있을 것이다. 결혼식 날 밤 신부집에서 매달린 상태로 발바닥을 맞아본 경험이 있을 텐데, 그 목표점이 바로 용천혈이기 때문이다.

발가락을 발 중심을 향하여 오므리면 사람 인(人) 자 모양이 나타난다. 이때 양쪽 주름이 만나는 꼭짓점 부위가 바로 용천혈이다. 이 자리를 자극하면 샘물이 용솟음치듯 신장의 기운이 용솟음 치게 되는데, 신랑 신부의 첫날밤을 위해 이 부위를 집중 공략(?)한 셈이다.

용천혈을 효과적으로 자극하는 방법에는 몇 가지가 있다. 주먹으로 때려주기, 지압봉을 이용하여 눌러주기, 걸을 때 의식적으로 눌러주기 등이 있다. 가장 좋은 것은 까치발 걷기다. 발뒤꿈치를 살짝 들고 용천혈을 의식적으로 눌러주면서 걷는 것이다. 힘이 들면 제자리에서 서 있는 자세로 뒤꿈치만 올리고 내리는 것을 여러 번 반복해도 괜찮다.

기마자세는 무술이나 기공의 기본이 되는 자세로, 마치 말을 탄 것과 같은 모양으로 엉거주춤하게 서 있는 자세를 말한다. 하체의 힘을 기르는 데 대단히 효과가 있기 때문에 태권도, 유도, 검도 등 여러 수련 단체에서는 기본적인 체력 단련으로 기마자세를 응용하고 있다.

기마자세의 핵심은 무릎을 구부리는 것이며, 요령은 다음과 같다.

첫째, 어깨 넓이가 아니라 그보다 약간 좁은 골반 넓이로 선다. 양발의 넓이는 우리가 걸어가는 방향의 중심선을 기준으로 각각 5~8cm 떨어진 것이 가장 적절하다.

둘째, 무릎을 약간 구부린다. 무릎을 쭉 펴고 걷는 것과 약간 구부리고 걷는 것에는 큰 차이가 있다. 무릎을 쭉 펴게 되면 온몸이 긴장하게 된다. 이런 상태로 걷는 것은 팽팽하게 긴장된 근육을 억지로 움직여 걷는 것과 같은 효과를 낸다. 따라서 얼마 걷지 않아 힘이 부치고 피곤해진다. 반면에 무릎을 약간 구부리면 우리 몸은 놀라울 정도로 유연해진다. 장시간 가만히 서 있어도 몸의 유연함과 순발력을 그대로 유지하

정력 보강 체조1 용천혈 자극하기

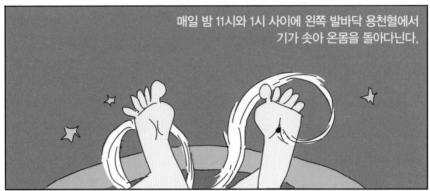

매일 밤 11시와 1시 사이에 왼쪽 발바닥 용천혈에서
기가 솟아 온몸을 돌아다닌다.

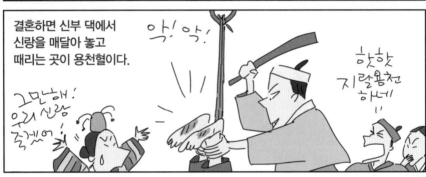

결혼하면 신부 댁에서
신랑을 매달아 놓고
때리는 곳이 용천혈이다.

악! 악!

그만해!
우리 신랑
죽겠어!

핫핫
지랄용천
하네

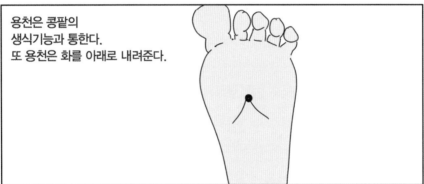

용천은 콩팥의
생식기능과 통한다.
또 용천은 화를 아래로 내려준다.

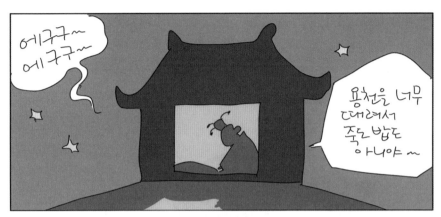

필자도 어제부터
용천혈에 껍질을 까지 않은
율무씨를 붙였다.
정력 보강과 급한 성격을
수그러지게 하기 위해서다.

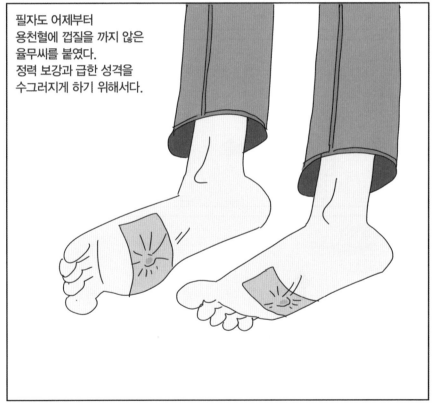

정력 보강 체조2 기마 자세

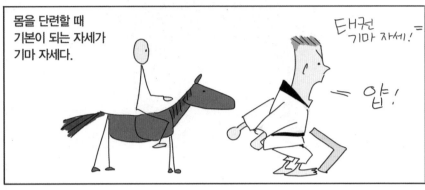

몸을 단련할 때
기본이 되는 자세가
기마 자세다.

태권
기마 자세!

= 얍!

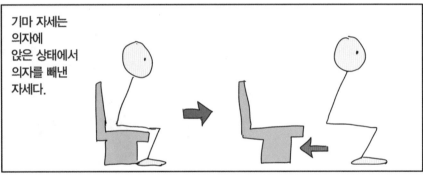

기마 자세는
의자에
앉은 상태에서
의자를 빼낸
자세다.

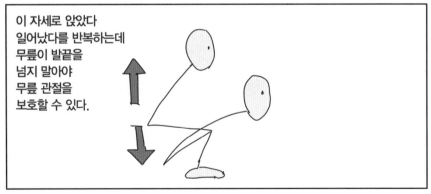

이 자세로 앉았다
일어났다를 반복하는데
무릎이 발끝을
넘지 말아야
무릎 관절을
보호할 수 있다.

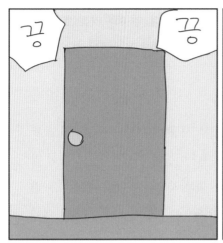

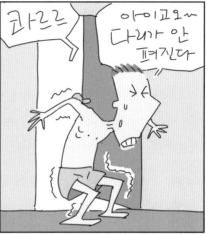

기마 자세를 꾸준히 하면
하체가 좋아진다.
거시기가 무척 좋아진다.

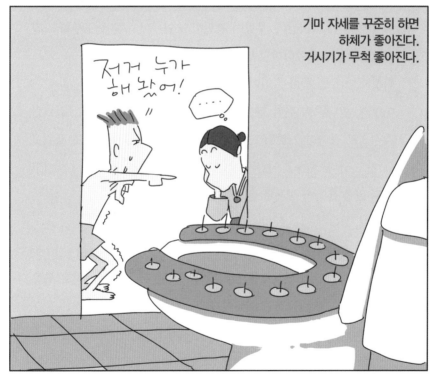

게 된다. 또 걸으면 춤을 추듯 리듬을 타게 된다. 일종의 리듬 효과, 율동 효과가 나타나게 된다. 그 결과 피곤했던 몸이 풀리면서 힘이 나게 된다.

셋째, 발끝은 15도로 벌어지게 한다.

넷째, 발바닥 전체를 공 굴리듯 고루 사용한다. 무릎을 구부리고 걷는다고 하면 마치 고릴라가 걷는 것처럼 이상하게 생각하는 사람이 많다. 그것은 발바닥 전체를 공 굴리듯 고루 사용하지 않기 때문이다. 발뒤꿈치로 착지한 다음 엄지발가락을 이용해 앞으로 차고 나가면 하체의 움직임은 가볍고 탄력 있게 변한다. 또 무릎을 구부리고 걸으면 무릎에 힘이 적게 들어간다. 무릎이 불편한 노인들이 무릎을 구부리고 걷고 나면 훨씬 더 편안하다고 말하는 이유가 여기에 있다.

다섯째, 척추를 똑바로 펴야 한다.

여섯째, 팔다리로 걷지 말고 몸통으로 걸어라. 무릎을 펴고 걸으면 의식적으로 팔다리를 앞뒤로 움직여야 한다. 그래야 추진력도 생기고 걷는 맛도 난다. 무릎을 약간 구부리고 걸으면 척추에 유연성이 생기고 일부러 팔을 흔들어 상체를 움직일 필요가 없어진다.

일곱째, 시야는 멀리 둔다.

여덟째, 손바닥은 가볍게 편다.

아홉째, 숨쉬기는 복식호흡으로 편안히 쉰다. 복식호흡마저도 무릎을 약간 구부리면 자동적으로 쉬어진다.

기마자세를 통해 하체를 단련하면 상체의 기혈순환이 빠르게 촉진된다. 한편 하체를 꾸준히 단련하면 정력 보강은 자연스럽게 따라온다.

생활 속 정력 증강법

　중국에서 가장 오래 산 황제는 청나라의 건륭 황제다. 25세 때 황제가 되고 64년 동안 보위에 있다가 89세로 생을 마감하였으니 앞으로도 이 기록은 깨지기 어려울 듯하다. 그의 할아버지인 강희제는 역사상으로 후비(황후 4명, 황귀비 3명, 귀비 1명, 비 11명, 빈 8명, 상재 9명, 답응 9명 등 총 55명)를 가장 많이 거느린 황제이다. 그 다음이 건륭 황제였으니 황후 3명, 황귀비 5명, 귀비 5명, 비 6명, 빈 6명, 귀인 12명, 상재 4명 등 총 40여 명이다.

　건륭 황제가 그렇게 할 수 있었던 이유는 독특한 그만의 양생 비법이 있었기 때문이다. 바로 사물과 십상이다.

　식사 시 말을 하지 않는다, 취침 시 말을 하지 않는다, 술에 취하지 않는다, 색에 미혹되지 않는다가 사물(四勿)에 해당한다. 늘 이를 부딪친다, 늘 침을 삼킨다, 늘 귀를 튕긴다, 늘 코를 문지른다, 늘 눈을 움직인다, 늘 얼굴을 비빈다, 늘 발을 안마한다, 늘 배를 어루만진다, 늘 사지를 뻗친다, 늘 항문을 위로 조인다가 십상(十常)에 해당한다.

이 중 항문을 위로 조인다, 즉 제항공(提肛功)은 건륭 황제의 최고 양생법이었다. 일상에서 어떻게 항문 조이기를 할 수 있을까? 도인으로 알려진 가수 김도향의 책 《제항공, 항문조이기의 모든 것》을 보면 그 방법을 소개하고 있다. 심지어 그는 'everybody, 항문을 조입시다'라는 노래도 불렀다.

지하철에서 또는 버스에서 / 쓸데없이 잡담 말고 졸지도 말고 / 편안하게 눈감고 고요히 앉아 / 다른 사람 모르게 명상하듯이 / 조용히 항문을 조입시다 / 너무 너무 화 날 때 / 너무 너무 힘이 들 때 / 너무 너무 슬플 때 / 너무 너무 괴로울 때 / 정신 차려지고 기분이 좋아져 / 가끔씩 조이면 정말로 좋아 / 조용히 항문을 조입시다(중략)

가수 최백호는 마누라가 차려주는 밥상이 달라졌다고 김도향에게 너스레를 떨었고, 몇십 년 항문 조이기를 했던 가수 현미는 68세까지 생리를 했다고 한다. 책에서는 매일 500회의 수련으로 섹스시간이 거의 무한대인 유모 씨 이야기가 나온다. 그의 수련 방법(실제는 헬스장의 버터플라이 머신과 어덕트 머신을 이용)과 유사한 아령을 이용한 수련 방법을 여기에 소개한다.

생활 속 정력 증강법

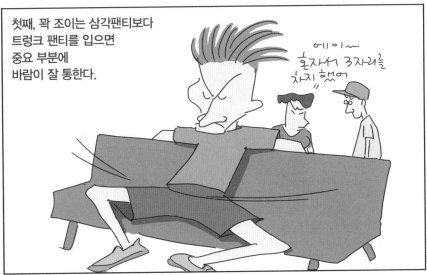

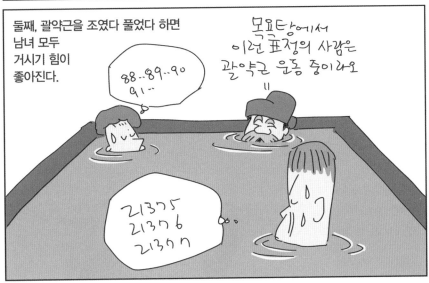

셋째, 오줌을 중간에 멈추는
훈련을 하면
사정을 조절하는
효과를 본다.

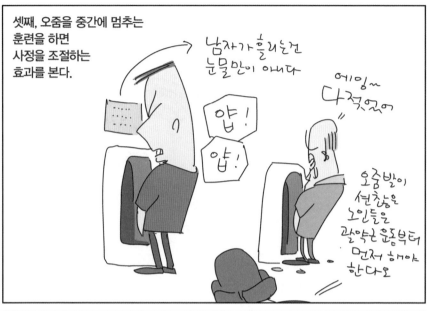

넷째, 엄지발가락 안쪽
대돈혈에 은단을 놓고
눌러 테이프로 붙인다.
30분 정도 붙여도
효과를 본다.

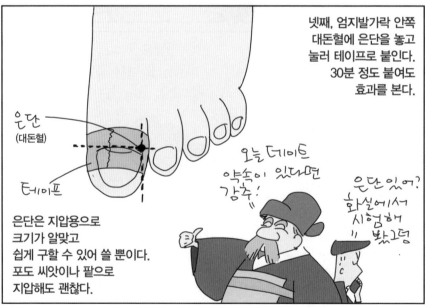

은단은 지압용으로
크기가 알맞고
쉽게 구할 수 있어 쓸 뿐이다.
포도 씨앗이나 팥으로
지압해도 괜찮다.

1. 아령을 두 팔로 동시에 들어 올릴 때 숨을 들이마시며 항문을 조인다.

2. 아령을 되도록 천천히 내리며 숨도 천천히 내쉬고, 역시나 항문도 천천히 풀어준다.

3. 이 역시 눈높이보다 더 낮춰서 1kg 정도의 가벼운 아령으로 시작하는 게 좋다.

4. 집이나 사무실의 거울을 앞에 두고 하면 단순하고 간단해보이는 제항공이 제법 만만치 않은 운동으로 느껴진다. 또 그런 운동을 꾸준히 해내는 자신에 대한 긍지도 느낄 수 있으므로 더욱 효과적이다.

5. 아령운동은 한 가지 방식만 하게 되면 지겨울 수 있으므로 자신의 체질에 맞는 다른 방식들을 찾아내 응용하면 많은 횟수의 항문 조이기가 가능하다.

현대 성의학 전문가들도 인정한 제항공은 그 방법이 간단하고, 한 번 배워 바로 따라할 수 있고, 그 효과도 뚜렷하다. 40~50세는 30일 내외에 그 효과를 뚜렷이 볼 수 있고, 50~60세는 1~3개월 만에 바로 만족할 만한 효과를 느낄 수 있다. 여성의 경우 훈련을 지속하면 남성에 비해 그 효과가 훨씬 뚜렷하다.

'9988234'라는 말이 있다. 99세까지 88(팔팔)하게 살다가 2, 3일은 앓고 4일 만에 죽자는 말인데 그 모범이 건륭 황제이다. 89세 때인 가경 4년(1799년) 정월 2일 건륭 황제는 병으로 눕게 되고, 누운 지 하루가 지난 정월 3일 세상을 떠났다. 이처럼 9988234의 복을 누리고 생을 마감하는 복을 누리기 위해서는 오늘부터라도 제항공을 수련해 보자. 최소한 손자나 증손자와 함께 기저귀를 차는 창피는 면하게 될 것이다.

12

겨울 양생,
신장을 튼튼하게 하라

사계절 모두 양생(養生), 즉 건강한 몸을 만들기 위해서는 계절에 맞는 양생법이 필요하다.

2016년 한국 프로야구 결승전은 두산의 승리로 끝이 났다. 경기를 마친 양 팀 선수들은 올 겨울을 어떻게 보낼까? 우승팀 두산은 2017년 한국 프로야구에서 또다시 우승하기를 소원할 것이고, 준우승한 NC 선수들과 나머지 구단 선수들은 내년에는 기필코 우승하리라 다짐할 것이다. 그 시작으로 선수들은 동계 훈련을 통하여 시즌을 버텨낼 수 있는 체력 단련을 위해 오늘도 정진하고 있다.

농민들의 겨울나기는 어떨까? 농작물 선택을 잘해 풍년의 기쁨을 맛본 농가도 있고, 그렇지 못한 농가도 있을 것이다. 하지만 모든 농가들이 작년 풍·흉년에 상관없이 올가을 대풍의 꿈을 꾸면서 이번 겨울도 다양한 준비를 할 것이다.

우리 몸은 어떨까. 한 해를 건강하게 보내려면 겨울철에 신장을 튼튼하게 관리하는 것이 필수다. 신장은 영어로 kidney로 표기하며 배설 작용의 중추로 전해질 조절, 산염기(酸鹽基) 평형 유지, 혈압 조절 등의 기능을 한다. 여기까지는 우리가 잘 알고 있는 현대 의학적인 해석이다. 하지만 《동의보감》에서는 신장을 생식기능, 허리와 다리의 힘 및 타고난 체력을 좌우하는 기관으로, 뜻(志)과 그것을 성취하고자 하는 의지 등을 포함한 복합적인 개념으로 해석한다.

입시를 앞둔 수험생들의 신장을 보해주는 이치도 같다. 신장이 튼튼해야 목표한 대학을 정하고 그것을 성취하고자 하는 의지를 굳건히 유지할 수 있기 때문이다.

당대 유명한 실학자이자 의학에도 일가견이 있었던 다산 정약용 선생은 그의 형 정약전이 매일 술을 마시며 몸을 혹사한다는 이야기를 듣고 나서 형에게 '신장을 좋게 하는 건강법 2가지'를 편지에 적어 보낸다. 첫째, 신수(腎兪)혈 비비기, 둘째, 개고기 먹는 법.

정약용의 편지를 받은 정약전은 당시 흑산도에는 산(山)개가 없어서 신수혈 비비기로 그의 건강을 지켰다. 신수혈은 배꼽과 마주보고 있는 명문혈에서 양옆으로 1.5촌 거리에 있다. 출산을 한 여인이나 노인들은 배꼽이 명문혈보다 약간 아래로 내려온 경우가 많으니 참고하기 바란다. 신수혈을 비비는 방법은 《동의보감》 '신장' 편에 나와 있으며, 다음과 같다.

자기 전에 침상에 걸터앉아 다리를 내려뜨리고 옷을 풀어 헤친 후 숨

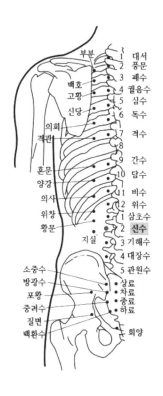

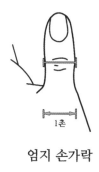

엄지 손가락

을 쉬지 않고 혀를 입천장에 올려붙인다. 눈으로는 정수리를 보고 항문을 조이며 손으로 양쪽의 신수혈 부위를 각각 120번씩 문지른다. 많이 문지를수록 묘한 효과가 있다. 이것을 마치면 치아를 맞부딪치고 눕는다. 신장의 원기가 허(虛)하고 몸이 차서(冷) 소변이 잦은 것을 치료하는 방법이다.

신장을 좋게 하는 첫 번째 음식은 밤이다. 밤은 성질이 따뜻하고 맛이 짜며 독이 없다. 기력을 도와주고 장과 위를 튼튼하게 한다. 또 신장

사계절 건강한 몸 만들기

[봄] 아침에 해당

봄엔 늦게 자고 일찍 일어난다.
만물이 새로 돋아나는 것처럼
몸과 마음, 옷차림까지 느긋하게 하여
한가로이 뜰을 거닐며
마음에서 무언가 생겨나게 한다.
곧 1년의 계획을 세우는 때이다.
봄엔 살리되 죽이지 말고 베풀되 빼앗지 마라.
이를 어기면 간이 상하고 여름이 되면
찬 기운으로 인해 병이 생긴다.
여름에 감기에 걸리거나 설사가 잦은 것은
봄에 양생을 잘못했기 때문이다.

[여름] 낮에 해당

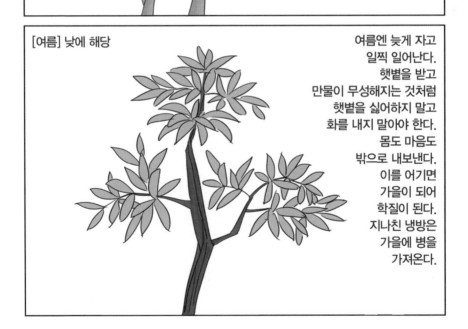

여름엔 늦게 자고
일찍 일어난다.
햇볕을 받고
만물이 무성해지는 것처럼
햇볕을 싫어하지 말고
화를 내지 말아야 한다.
몸도 마음도
밖으로 내보낸다.
이를 어기면
가을이 되어
학질이 된다.
지나친 냉방은
가을에 병을
가져온다.

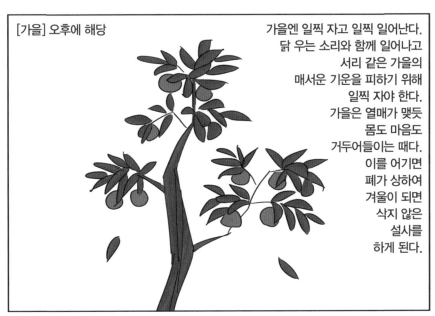

[가을] 오후에 해당

가을엔 일찍 자고 일찍 일어난다.
닭 우는 소리와 함께 일어나고
서리 같은 가을의
매서운 기운을 피하기 위해
일찍 자야 한다.
가을은 열매가 맺듯
몸도 마음도
거두어들이는 때다.
이를 어기면
폐가 상하여
겨울이 되면
삭지 않은
설사를
하게 된다.

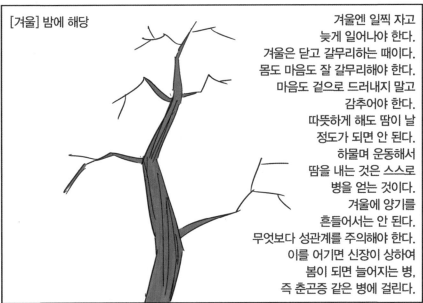

[겨울] 밤에 해당

겨울엔 일찍 자고
늦게 일어나야 한다.
겨울은 닫고 갈무리하는 때이다.
몸도 마음도 잘 갈무리해야 한다.
마음도 겉으로 드러내지 말고
감추어야 한다.
따뜻하게 해도 땀이 날
정도가 되면 안 된다.
하물며 운동해서
땀을 내는 것은 스스로
병을 얻는 것이다.
겨울에 양기를
흔들어서는 안 된다.
무엇보다 성관계를 주의해야 한다.
이를 어기면 신장이 상하여
봄이 되면 늘어지는 병,
즉 춘곤증 같은 병에 걸린다.

봄과 여름에는 머리를 동쪽에 두고
가을과 겨울에는 머리를 서쪽에 둔다.
머리를 북쪽에 두면 안 된다.

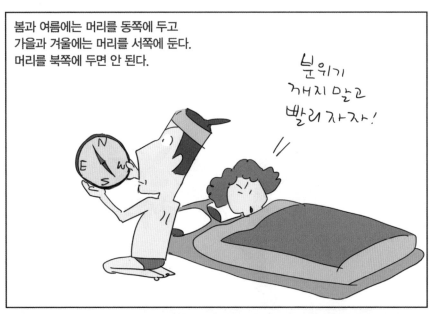

센바람, 큰비, 짙은 안개,
심한 더위와 추위,
큰 눈은 모두 피해라.
여러 가지 용과 귀신이
지나가기 때문이다.

방에서 향을 피우고
조용히 앉아 있어라.

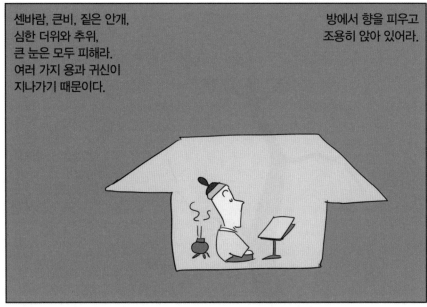

여름에도 따뜻한 음식을 먹어야 한다.
배 속이 늘 따뜻해야 질병이 생기지 않고
혈기가 왕성해진다.

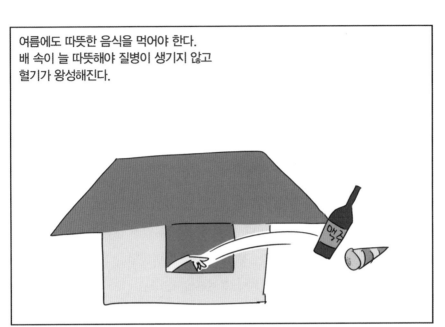

잠자리는 조용하고
깨끗해야 한다.

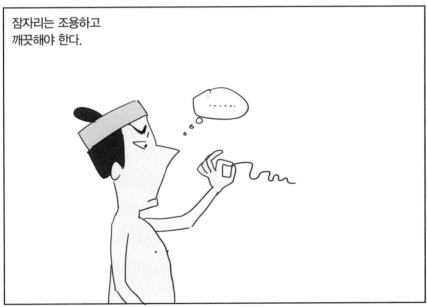

의 기운을 도와주고 배고픈 것을 견딜 수 있게 한다.《동의보감》에서는 91종 과실 가운데 밤이 가장 몸에 좋다고 서술하고 있다.

참고로 밤나무는《반지의 제왕》2편에서 요정으로 나올 정도로 서양에서는 흔한 나무이다. 우리나라에서도 근본(根本)을 아는 나무로 여겨 많이 재배하였다. 대부분의 식물들은 종자에서 싹을 틔워 내면서 종자의 껍질을 밀고 올라온다. 그런데 밤나무는 반대다. 뿌리가 내려가고 줄기가 올라오는 그 경계 부분에 오랫동안(100년이라고 주장하는 사람도 있음) 종자의 껍질이 달려 있다. 그래서 선조를 잊지 않는 나무라 하여 사당이나 묘에 세우는 위패는 꼭 이 밤나부로 만들었다.

두 번째 음식으로는 수정과를 추천한다. 앞에서 신의 원기가 허(虛)하고 찰(冷) 때 신수혈을 비벼주면 치료가 된다고 했다. 더불어 이때 보약과 같은 마실 거리가 있는데 그것이 수정과다. 수정과는 계피와 생강을 끓여 만든 물에 꿀이나 설탕으로 맛을 맞추고 곶감(잣은 곶감 대용)을 넣어 만든 음료다. 다른 계절에는 맛볼 수 없는 겨울철 음료인데 신장이 약한 사람, 특히 노인에게 좋다.

신장의 원기가 허하고 찬 사람은 겨울철에 화장실 가는 일이 몹시 불편하다. 겨울에는 땀을 낼 일이 많지 않아 땀으로 나가야 할 수분마저도 오줌으로 보내야 하기 때문이다. 이때 열대지방이 원산지인 계피와 인도가 원산지인 생강으로 신장의 원기를 따뜻하게(溫) 하고, 거둬들이는 힘이 강한 곶감으로 신장을 보(補)해 준다면 볼일 볼 때 느끼는 불편함이 줄어든다. 단, 수정과를 꾸준히 먹을 생각이라면 정제 설탕 대신 비정제 설탕으로 단맛을 내기 바란다.

소금, 적게 먹을수록 좋은가?

일반적으로 소금은 많이 먹는 것보다는 적게 먹는 것이 좋다. 그러나 개개인의 몸 상태, 계절 등 환경에 따라 적정 섭취량은 달라진다.

소금은 짠맛을 싫어하면 넣지 않아도 되는 선택의 조미(調味)료가 아니라 반드시 먹어야 하는 양념(藥念)이다. 우리가 살기 위해서는 공기가 있어야 하는 것과 마찬가지로 몸에 소금이 있어야 살아갈 수 있기 때문이다.

《동의보감》에는 소금은 적당히 먹는 것이 좋다고 기록되어 있다. 정해진 천편일률적인 섭취량이 있는 것이 아니라 그 사람의 몸 상태나 환경에 따라서 소금 섭취량은 달라진다. 예를 들어 소금에 물고기나 고기를 절이면 오래가도 상하지 않게 되나, 베나 비단을 적시면 쉽게 썩으면서 헤어지게 된다. 사람도 마찬가지다. 특히 기침과 부종이 있을 때는 절대로 소금을 먹지 않는 것이 좋다. 평소 몸이 잘 붓는 사람은 소금 섭취를 적게 하는 것이 좋다. 또한 부기가 있다고 느꼈을 때는 하루나 이틀 정도 무염식을 하는 것을 권한다.

반면 겨울에는 몸을 따뜻하게 하기 위해 소금이 더 필요하니 평상시보다 약간 더 섭취하는 것이 좋다. 또 채식을 하는 민족은 육식을 하는 민족보다 소금을 더 섭취해도 된다. 그 이유는 채소의 칼륨 성분이 소금의 나트륨 성분을 잘 배설하기 때문이다.

13

인삼, 알고 먹으면 더욱 좋다

《동의보감》을 아무리 뒤져봐도 '산삼'이란 말은 나오지 않는다. 1542년 풍기 군수 주세붕이 인삼 재배를 장려했다는 기록이 있는 것을 보면, 당시에도 산에서 캐는 인삼과 밭에서 자라는 인삼이 있었다. 하지만 그 형태나 약효가 비슷하여 둘 다 인삼으로 불렀기 때문에,《동의보감》을 비롯해 18세기 이전의 한의학 문헌에서 '산삼'을 찾고자 할 때는 '인삼'을 찾아야 한다.

산에서 캐는 인삼과 밭에서 자라는 인삼을 구별하게 된 데는 계기가 있다. 18세기 이후 인삼에 대한 수요가 급격히 늘어나면서 인삼이 턱없이 부족해졌다. 게다가 나라에서는 중국 교역과 왕실에 쓸 인삼을 충당하기 위해 세금으로 인삼을 거두어들이기 시작하니 민폐가 속출했다. 오죽하면 삼폐(蔘弊)라고 했을까.

이때 대안으로 떠오른 것이 밭에서 자라는 인삼이었다. 처음에는 일부 지방에서 암암리에 진행되었던 인삼 재배는 오래지 않아 전국(제주도, 전라도 제외)으로 확산되었다. 그러자 산에서 캐는 인삼을 재배 인삼과 구별하기 위해서 '산삼'이라고 부른 것이다.

《동의보감》에서는 인삼을 "성질은 약간 따뜻하고 맛이 달며 독은 없다. 일명 '신초(神草)'라고도 하는데, 사람의 모양처럼 생긴 것이 효과가 좋다."라고 표현했다.

인삼의 성질이 약간 따뜻하다는 것은 인삼을 먹으면 몸이 따뜻해진다는 것을 의미한다. 즉, 인삼은 추위를 덜 타게 하고 감기에 걸리지 않게 하며 혈액순환이 잘 되도록 도와주어 손발이 저린 증상을 없어지게 한다는 뜻이다.

또한 《동의보감》에서는 "인삼은 오장의 기가 부족한 것을 보한다. 인삼은 많이 먹는 것이 좋다. 몹시 여위고 기운이 약해진 것을 치료한다."라고 했다.

오장과 육부는 각기 다른 역할을 한다. 육부는 소화 기능만을 맡고 있다. 육부에서 흡수된 영양분을 저장하는 것이 오장이며, 사람은 저장된 이 영양분의 힘으로 살아간다. 그래서 오장의 기가 끊어지면 사람이 죽고, 반대로 오장의 기가 채워지면 기사회생하는 것이다.

《조선왕조실록》을 보면 효종이 승하하기 전에 드셨던 약이 청심원과 독삼탕이다. 인삼만을 진하게 달이거나 인삼 80g에 대추 5알(한 첩 분량)을 넣고 진하게 달인 것을 독삼탕이라고 한다. 당시 어의는 효종이 말을 잇기조차 힘들 정도로 기운이 없어지자 기사회생을 목적으로 독삼탕을 대령했던 것이다.

뿌리는 식물의 몸체를 지탱하는 역할도 하지만 주기능은 땅에서 영양분을 흡수하는 것이다. 사람의 소화기 역시 영양분을 빨아들이는 것이 주목적이니, 뿌리들은 주로 소화 기능을 좋게 한다. 그런데 인삼은 여타 뿌리와 다른 점이 있다. 땅의 기운을 빨아들여도 너무 빨아들인다는 것이다. 벼, 보리, 옥수수, 고구마 등의 작물은 수확한 땅에 매년 심어도 아무 문제가 없다. 시금치, 파, 콩 등은 1년을, 감자, 오이, 땅콩 등은 수확한 땅에 2년을 쉬었다 심어야 잘 자란다. 그런데 인삼을 수확한 땅은 최소 10년이 지나야 다시 그 땅에 인삼을 심을 수 있다. 인삼이 땅의 힘(地力)을 얼마나 많이 빨아들이는지 짐작할 수 있을 것이다.

그래서 인삼은 잘 먹어도 마르고 기운이 없는 사람이 복용하게 되면 효과가 좋다. 예전과 똑같은 양을 먹어도 흡수하는 영양분의 양이 2~3배 더 많아져서 살도 찌고 기운도 나게 된다.

뇌에서 기억과 창조적 사고의 중심인 해마를 집중적으로 연구하고 있는 아케가야 유지가 쓴《해마》라는 책을 보면 기억력을 강화하는 데 가장 안전하면서도 효과가 뛰어난 식품으로 인삼을 꼽는다. 《동의보감》에도 "인삼은 마음을 진정시키며 경계(驚悸, 가슴이 두근거림)증을 멎게 하고 심기(心氣)를 잘 통하게 하며 기억력을 좋게 하여 잊지 않게 한다"고 기록되어 있다. 또 "인삼 가루 40g을 돼지기름을 술에 잘 섞은 것에 타 먹는다. 이 약을 100일 동안 먹으면 하루에 천 마디의 말을 외우고 살결이 윤택해진다"고 했다.

돼지기름을 술에 잘 섞은 것에 타 먹기가 어렵다면, 대신 꿀로 환을 만들어 꾸준히 먹어보자. 기억력이 좋아지는 효과를 볼 수 있을 것이다.

인삼은 우리나라의 특산물일까? 꼭 그렇지만은 않다. 다른 나라에서도 삼을 찾아볼 수 있기 때문이다. 그러나 그 모양이 우리나라 인삼과다르다. 유독 우리나라의 삼만 사람을 닮았기 때문에 한자로 표기할 때사람 '인(人)' 자를 써서 '인삼(人蔘)'이라고 했다. 참고로 일본삼은 모양이 대나무 마디와 같이 가늘고 길게 자라 죽절삼(竹節蔘), 중국삼은 삼칠삼(三七蔘), 미국삼은 화기삼(花旗參)이라 부른다.

사람을 닮은 인삼을 먹을 때 주의할 점이 있다. 인삼 꼭지(노두, 蘆頭)는 우리 몸 중 어디에 해당할까? 바로 머리이다. 머리에 해당하는 이것을 먹으면 눈이 충혈되고, 머리에서 열이 나면서 아프고, 심하면 토하기도 하니 인삼 꼭지는 안 먹는 것이 좋다. 그러나 어르신들의 경우는예외다. 나이가 들수록 머리가 차서 모자를 쓰고 다니게 되는데 이럴경우는 인삼 꼭지를 먹어도 괜찮다.

몸에서 열이 나는 사람은 인삼이 좋지 않다. 인삼을 먹으면 열이 더나기 때문이다. 일부 고혈압 환자인 경우에도 조심할 필요가 있다. 평소 열은 없으나 인삼을 먹으면 잠이 안 온다고 하는 사람의 경우는 기운이 너무 뻗쳐서 그런 것이다. 이럴 때는 인삼을 저녁이 아닌 낮에 복용하면 밤에 잠을 잘 잘 수 있다.

따뜻한 곳에서 자라는 식물은 따뜻한 성질을 갖고, 차가운 곳에서 자라는 식물은 차가운 성질을 갖는다. 그런데 간혹 자라는 환경과 정반대되는 성질을 가진 식물들이 있는데, 이런 경우 껍질을 잘 살펴봐야 한

자연삼 VS 재배삼

자연적으로
자생한 산삼은
극히 드물다.

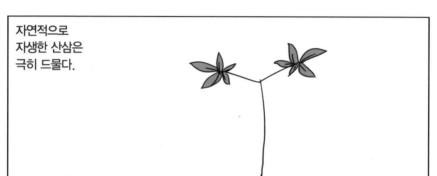

대부분 인삼밭의 씨가
동물을 통해서 산에
뿌려져서 자란 것이다.

지직

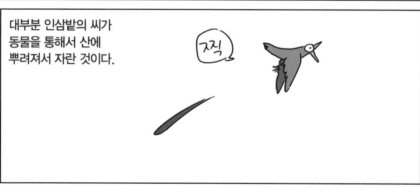

인삼밭 삼씨가
산속에서 1대를 살고
2대를 살면 야생삼,
3대를 살면 지종삼
이라 한다.

사람 1대는 30년이지만
산삼 1대는 20년이다.
최소 3대는 지나야만
좋은 산삼이다.

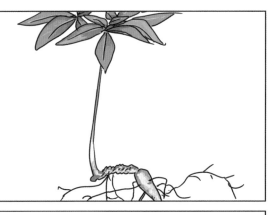

자연삼은 사람 손이 닿지 않은 삼이다.

자연삼: 천종삼, 지종삼, **야생삼**(야생 1대, 야생 2대)
재배삼: 인삼, 장뇌삼, 산양삼

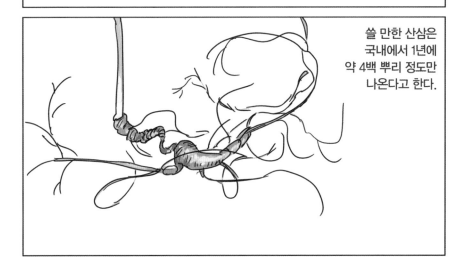

쓸 만한 산삼은
국내에서 1년에
약 4백 뿌리 정도만
나온다고 한다.

다. 예를 들어 수박은 태양을 많이 받는 아프리카가 원산지이나 수박 속은 물을 많이 함유하고 있어 시원하다. 수박 껍질이 다른 과일에 비해 두껍기 때문에 가능한 일이다. 두꺼운 껍질이 햇볕을 막아 물이 마르는 것을 막아주어 수박 속이 시원하게 유지된다.

인삼의 경우도 자라는 환경과 정반대의 성질을 갖고 있다. 인삼은 추운 곳에서 잘 자란다. 그렇기 때문에 따뜻한 성질을 유지하려면 수박처럼 껍질이 두꺼울 필요가 있다. 하지만 인삼은 껍질 대신 눈에 보이지 않는 화학적 방법을 택했다. 껍질 부위에 따뜻하게 하는 사포닌과 같은 유효 성분들을 많이 분포시켜 추위를 이겨내는 것이다. 즉, 껍질에 좋은 성분들이 많이 존재한다는 말이다.

대부분의 사람들이 수삼을 사와서는 흙이 많이 묻었다고 껍질을 깎아 버리는데, 이것은 영양분을 모두 버리는 것이나 마찬가지다. 현미를 사서 현미의 껍질을 일일이 벗기고 밥을 하는 것과 똑같다.

궁금해요

홍삼과 인삼은 어떻게 다른가?

인삼을 장기 보관하기 위해 여러 아이디어를 더한 결과 나온 것이 홍삼이다. 홍삼은 인삼을 찌고 말린 것으로, 최장 20년까지 보관할 수 있다.
- 수삼(생삼): 채취 후 가공하지 않은 삼
- 백삼: 껍질을 벗기고 햇볕에 말린 삼

• 홍삼: 쪄서 햇볕에 말린 삼

  수삼은 수분 함량이 75% 이상이어서 껍질이 있는 채로 말리면 잘 마르지 않는다. 그래서 껍질을 약간 벗기고 말린 것이 백삼이다. 하지만 백삼도 장기 보관의 어려움이 있어 수삼을 쪄서 말리기 시작한 것이 홍삼이다. 결국 홍삼은 장기 보관이 주목적이었던 것이다. 홍삼의 경우 쪄서 말리기 때문에 굳이 껍질을 벗기지 않아도 되니, 영양분 손실이 적어 껍질을 벗긴 삼보다 그 효과가 훨씬 좋다. 면역력 증강, 피로 해소, 기억력 증진, 혈행 개선, 항산화 기능 등 이 5가지가 식품의약품안전청에서 인정한 홍삼의 효능이다.

탈모와 흰머리에 좋은 하수오

白髮三千丈(백발삼천장) 흰 머리카락이 삼천 장이나 긴 것은,

緣愁似箇長(연수사개장) 수심이 많아 이렇게 길었구나.

不知明鏡裏(부지명경리) 알지 못하겠네 밝은 거울 속에 비친 내 모습

何處得秋霜(하처득추상) 어느 곳에서 가을 서리 같은 흰 머리털을 얻어

왔는가.

이태백이 귀양에서 풀려나 추포(秋浦)에서 우연히 거울을 보고 놀라 지은 〈추포가〉의 첫 대목이다. 누구나 나이가 들면서 눈에 띄게 늘어나는 흰머리를 보며 이런 감정을 느낀다. 흰머리에 대한 고민을 해결할 방법은 없는 걸까?

회춘의 명약 하수오(何首烏)는 하 씨 성을 가진 사람이 먹기 시작하

면서 그 효능이 널리 알려졌다고 한다. 하수오는 중국에서 인삼, 구기자와 더불어 '3대 명약'으로 추앙받고 있다.

《동의보감》에서는 재미나는 이야기와 함께 약초 한 가지를 소개하고 있다.

"원래 이름은 야교등이었다. 그러나 하 씨라는 사람이 복용하고 난 뒤 '하수오'라는 이름을 붙이게 되었다. 이 사람은 본래 몸이 약하여 내시같이 살았으며, 나이가 들었어도 결혼을 하지 못했다. 하루는 취해서 밭에 누워 있는데, 한 덩굴에서 난 두 줄기의 싹과 잔가지들이 3~4번 서로 감겼다 풀렸다 하는 것을 보고 마음이 이상했다. 그래서 그 뿌리를 채취하여 볕에 말린 후 짓찧어 가루를 내어 술로 7일 동안 복용하였더니 사람의 도리(人道)가 생각나고, 100일을 복용하고 나서는 오래된 병들이 다 나았으며, 10년 후에는 여러 명의 아들을 낳았고, 130살까지 살았다고 한다.

하수오는 평순하면서 따뜻하고, 맛은 쓰고 떫으며, 독이 없다. 몸이 허약하고 피로해서 여윈 것이 여러 해 된 것을 치료한다. (중략) 부인의 산후에 생긴 여러 가지 병과 적대하(赤帶下, 여성의 질에서 담홍색의 피 같기도 하고 아닌 것 같기도 한 점액이 끊임없이 배출되는 증상), 백대하(白帶下, 여성의 질에서 나오는 허연 분비물)를 치료한다. 혈과 기운을 도와주고 힘줄과 뼈를 튼튼하게 하며, 정수를 보충하고, 머리털을 검어지게 하며, 얼굴색을 좋아지게 하고, 늙지 않게 하며 오래 살게 한다.

이런 연유로 하수오는 '성씨' 하(何), '머리' 수(首), '까마귀' 오(烏)라는 한자를 쓰며, 하 씨 성을 가진 사람이 산에서 하수오를 먹어 머리가

회춘하는 명약, 하수오

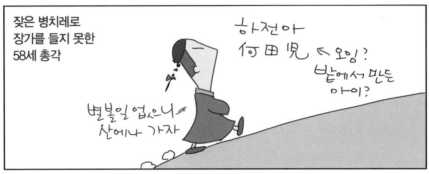

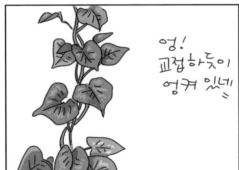

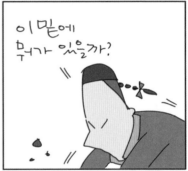

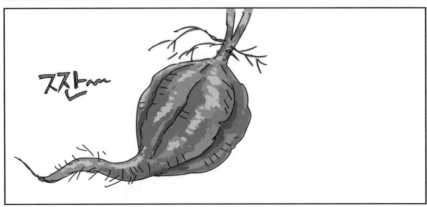

노총각은 이 뿌리를 꾸준히 먹고 회춘하여
60세에 결혼해서 아이를 낳았다.

하연수
何延秀

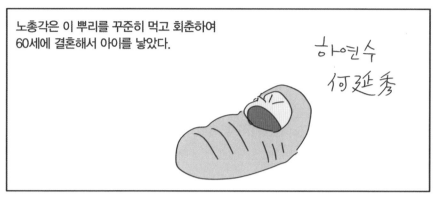

어려서부터 이 뿌리를 먹은 아들은
130세까지 머리가 검었다고 한다.

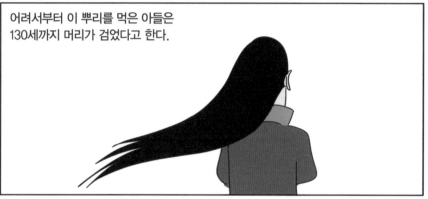

그 뒤 이 뿌리를 '하(何) 씨 머리(首)는
까마귀(烏)처럼 검다' 하여
하수오(何首烏)라 불렀다.

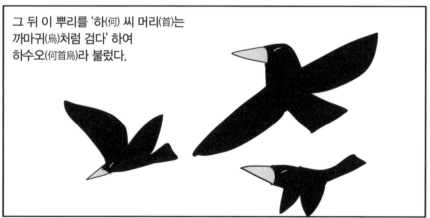

검고 풍성해져서 '하씨 머리는 까마귀처럼 검다'라는 어원을 가지고 있다."

하지만 불행하게도 하수오는 고금을 막론하고 우리나라에서는 전혀 생산되지 않는다. 《동의보감》이 편찬될 당시에도 하수오 대신 은조롱의 뿌리(백하수오, 백수오)를 사용했다. 우리나라에서 나지 않는 약재는 그와 효능이 비슷한 약재로 대체하여 사용했던 것이다.

하수오의 효능에 대해 입소문이 나면서 수요량이 많아지자 농가에서는 야생을 채취하는 것보다 재배하는 쪽을 선호하게 되었다. 밭에 은조롱을 심으면 2~3년은 지나야 수확이 가능하지만, 야생을 채취하는 것보다는 수확량이 월등히 많기 때문이다. 여기까지는 아무 문제가 없었다.

문제는 현대에 와서 불거졌다. 은조롱과 생김새는 닮았지만 1년 만에 수확이 가능하고 재래종보다 뿌리가 굵고 길어서 수확량이 많은 이엽우피소(耳葉牛皮消)를 중국에서 수입하여 하수오라고 속여 재배하는 농가들이 나타난 것이다. 이엽우피소는 봄에 심으면 그해 가을에 수확할 수 있고, 수확량 또한 많은 탓에 하수오를 재배하던 농가들도 이엽우피소를 심기 시작했으나 그 효과는 전혀 다르다.

참고로 서울의 경동시장이나 대구의 약령골목에서 국산 하수오를 사면 십중팔구 이엽우피소일 경우가 많다. 농민이 의약품이 아닌 식품으로 이엽우피소를 취급하면 단속할 법규가 없기 때문이다. 하지만 한의사가 한약재로 이엽우피소를 쓰면 식약청 단속에 걸리기 때문에 한

머리를 검게 하려면

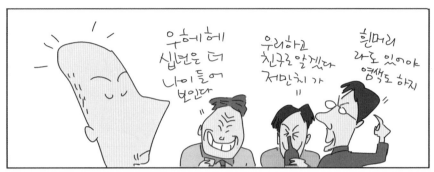

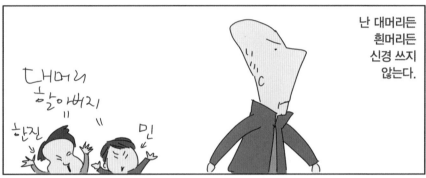

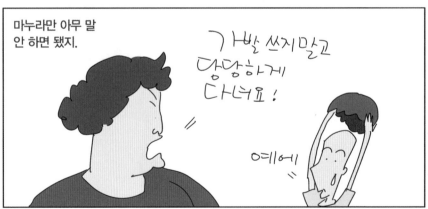

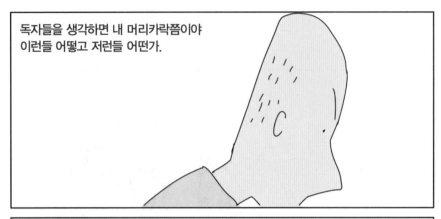

독자들을 생각하면 내 머리카락쯤이야
이런들 어떻고 저런들 어떤가.

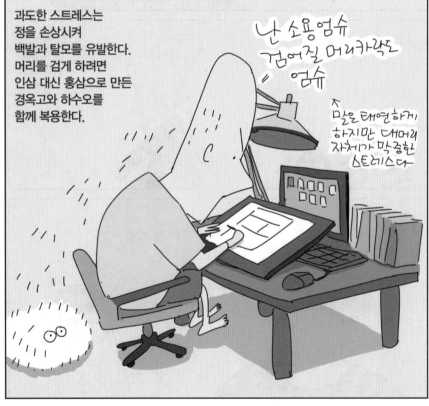

과도한 스트레스는
정을 손상시켜
백발과 탈모를 유발한다.
머리를 검게 하려면
인삼 대신 홍삼으로 만든
경옥고와 하수오를
함께 복용한다.

난 소용엄슈
검어질 머리카락도
엄슈

말은 태연하게
하지만 대머리
자체가 막굴한
스트레스다

의원에서는 반드시 하수오를 쓴다는 점을 알아두자.

머리를 검게 하려면 하수오를 꾸준히 복용하는 것이 좋다. 지금부터 하수오를 먹는 방법에 대해 알아보자.

첫째, 국산 은조롱을 구하거나 중국산 적하수오를 구한다. 국산 은조롱은 구하기도 어렵지만 가격이 이엽우피소보다 2~3배 비싸다.

둘째, 국산 검은콩(서목태)을 하수오 양의 10분의 1 만큼 구하여 물을 넣고 오래 끓인다. 그 즙을 한 번 우려내고 또 한 번 우려내어 한곳에 합 친다.

셋째, 하수오를 검은 콩즙에 담가 즙이 모두 흡수되도록 한다.

넷째, 세 번째 과정까지 거친 하수오를 햇볕에 말린 뒤 가루를 내어 오자대(오동나무 씨앗 만한 크기)로 알약을 만든다.

다섯째, 하수오는 대변을 무르게 만든다. 그래서 변비가 있는 사람에게 적당한데, 만약 이것을 먹고 설사를 한다면 마(산약)나 백출을 하수오 양의 2분의 1에서 4분의 1까지 추가하여 알약을 만든다.

여섯째, 아침저녁으로 한 번에 30~70알씩(소화 기능이 약한 사람은 적게, 좋은 사람은 많이) 적당량을 따뜻한 물과 함께 먹는다.

하수오는 뿌리이고, 그 덩굴은 야교등이라고 하여 아는 사람만 살 수 있다. 머리가 희면서도 신경쇠약으로 잠을 못 자고, 꿈이 많은 사람과 뼈마디가 쑤시고 아플 때는 뿌리보다 덩굴이 효과가 더 좋다.

20년 전만 해도 중환자실이나 응급실에서 한의사의 왕진(?)을 요청하면 갔다. 그러고는 한 가지 사실을 확인했다. 태충혈과 태계혈이 힘 있게 뛰느냐 여부이다. 태충혈은 간장에 딸린 경락으로 십이경맥의 하나인 간경(肝經)의 원혈(原穴)이고, 태계혈은 신장에 딸린 경락인 신경(腎經)의 원혈이다.

본론으로 들어가기 전에 원혈에 대해 잠깐 알아둘 필요가 있다. 원혈은 반장이라고 보면 된다. 반장은 그 학급을 대표하는 학생으로 담임 선생님은 학생들에 대해서 잘 모르는 것을 반장에게 물어보고, 친구들은 담임 선생님에게 질문이 있으면 반장을 통해 전한다. 즉 잘 모를 때는 반장에게 물어보면 대부분의 일이 해결되는 셈이다. 원혈은 반장과 마찬가지로 경락을 대표하는 혈로써, 해당 경맥의 병을 치료하는 데 있어 기본이 되는 침혈이다. 어디가 아픈지 정확하게 잘 모르면 원혈을 자극하면 된다.

한의학적 관점에서 간과 신의 맥이 힘 있게 뛰면 예후가 좋은 것이고, 그렇지 않으면 문제가 있다고 볼 수 있다. 이를 현대 의학적으로 풀

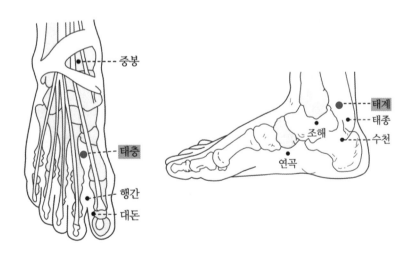

어보면 심장에서 가장 먼 곳에 있는 태충혈과 태계혈이 힘 있게 뛴다면 심장의 힘이 좋은 것이고, 심장의 힘이 좋다면 십중팔구 누운 자리를 박차고 일어난다. 이 두 혈이 힘차게 뛴다는 것은 건강하게 오래 살 수 있다는 신호이다.

태충혈은 엄지와 둘째 발가락 사이에서 손가락을 밀고 올라가 누르면 가장 움푹 들어가는 곳으로 동맥이 뛰는 것이 느껴진다. 태계혈은 안쪽 복사뼈 뒤쪽과 아킬레스건 사이의 가장 우묵한 곳으로 이 역시 동맥이 뛰는 것이 느껴진다.

TV를 볼 때도 괜찮고 그냥 앉아 있을 때도 괜찮다. 시간이 나는 대로 이 두 혈자리를 자극하자. 머리가 검어지는 것뿐만 아니라 어지러운 증상, 허리와 무릎이 아픈 증상, 소변이 시원치 않은 증상 등등 나이가 들어서 생기는 여러 가지 병증에 도움을 받을 수 있다.

궁금해요

머리를 검게 하는 음식은?

하수오 외에 머리를 검게 만드는 음식들에는 어떤 것들이 있을까? 주로 색이 검은 블랙 푸드(Black Food)들이 머리를 검게 한다.

1. 검은콩
하수오의 효과를 좀 더 세게 하기 위하여 검은콩을 쓴다. 검은콩을 식초에 담가 식초콩을 만들어 먹으면 머리털이 검게 변한다.

2. 검은깨

머리카락을 구성하는 성분(케라틴)이 많은 검은깨도 검은콩 못지 않은 효능을 지니고 있다. 두피가 건조해서 하얀 가루 같은 각질이 떨어지거나 가려울 때에도 효과가 좋다.

3. 현미

현미껍질에는 비타민 E와 같은 유효 성분이 많이 들어 있다. 검은콩이 들어간 현미밥에 검은깨를 부숴(그대로 사용하면 유효 성분이 추출되지 않고 위장관을 통과함) 반찬에 뿌려 먹어보자. 머리를 검게 하는 훌륭한 기본 식단이 된다.

4. 검은 오디

《동의보감》에 '뽕나무의 정기가 모두 들어 있는 검은 오디'를 오래 먹으면 머리가 검어진다고 나와 있다. 〈타임〉 지가 세계 10대 건강식품으로 꼽은 블루베리만큼 백발에 효과가 좋다고 한다.

15

잘못하면 평생을 후회하는
산후 조리

출산을 하고 나면 자연스럽게 임신 전의 건강한 상태로 되돌아가는 것은 아니다. 임신 전의 건강한 몸 상태로 돌아가기 위한 핵심은 임신 중의 건강 상태와 더불어 출산 후의 올바른 산후 조리에 달려있다. 특히 아이를 낳고 자궁 등 여성의 몸이 원래 상태로 돌아가는 기간인 산욕기 동안 산모의 몸은 임신하고 있었던 때보다 훨씬 더 쇠약해진 상태다. 대개 산욕기는 산후 6~12주를 말하는데, 산모는 산욕기라고 해도 육아와 가사를 병행해야 하기 때문에 편하게 쉬기도 어렵다. 하지만 이때 산후 조리를 잘못하면 평생 후회하게 된다.

출산 후에는 신체의 모든 기능이 온전치 않기 때문에 찬바람을 쐬거나 무거운 것을 들면 산모는 관절염이나 전신이 저리거나 아픈 증상을 호소하게 되는데, 이것을 일컬어 산후풍이라고 한다. 산후풍은 여성들이 임신 중 관리와 산후 조리를 잘못했기 때문에 평생 달고 살아야 하는 대표적인 질환이다. 뿐만 아니라 산후 조리를 잘못하면 배뇨와 배변의 장애는 물론 산후 우울증, 저혈압 그리고 골다공증, 비만 등이 나타날 수 있으니 조심 또 조심해야 한다.

분만 30분이 지나자 간호사는 산모에게 상쾌하고 활기찬 기분 전환을 위해 샤워를 권유한다. 샤워가 끝나면 분만 과정을 통해 손실된 혈액과 체액을 보충할 목적으로 시원한 주스를 제공한다.

회음절개부위는 통증을 가라 앉히며 부기가 심해지는 것을 막으려고 첫날에는 아이스 팩(ice pack)으로 냉찜질하고, 하루 정도가 지나고 나서 상처를 치료하기 위해 따뜻한 찜질로 전환한다.

음식의 경우 산모를 위한 특별한 보양식은 별도로 없으며 빵, 샐러드, 주스, 커피 등을 제공하고, 단지 영양이 부족해지지 않도록 관리한다. 분만 후 일주일이 지나면 산모도 정상인과 같이 일상적인 일들을 재개한다.

이것은 미국의 산후 조리 과정을 간략히 요약한 것이다. 한국의 산후 조리와는 달라도 너무 다르다. 2010년《SBS 스페셜》에서 '산후 조리의 비밀'을 방송한 적이 있는데 그 당시 시청자들은 미국 여성들의 출산 후 생활 모습을 보고 놀라움을 금치 못했다. 그렇다면 과연 우리나라 여성들도 방송에 나온 대로 산후 조리를 해도 괜찮은 걸까? 답은 '아니오'다.

미국 여성과 우리나라 여성의 골격계와 근육계는 차이가 크기 때문

산후풍의 최대 적

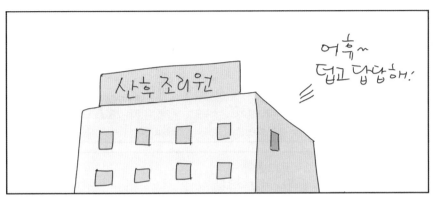

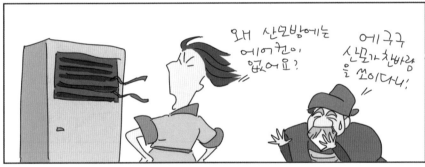

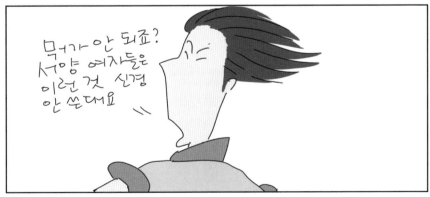

우리는 농경민족이라 일정한 곳에 정착한 후
구들장 위에서 살았다.

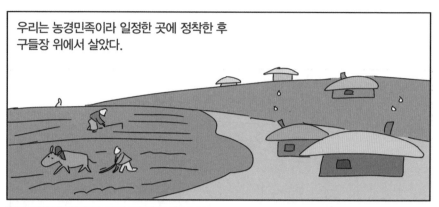

서양인은 애 낳으면 씻고 바로 이동하는
유목민족이라서 우리와 달라도 한참 다르다.
골병들지 않으려면
빨리 산모방으로 들어가야 한다.

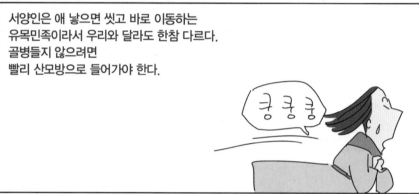

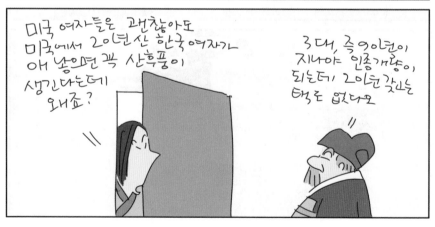

이다. 미국 여성 곧 백인계 여성들의 골반은 넓고 둥글어 출산이 어렵지 않지만 한국 여성 곧 아시아계 여성들은 타원형이면서도 좁아 태아의 둥근 머리가 빠져 나오는 것이 무척 어려워 출산 때 더 고생을 한다. 아시아계 여성들은 초산일 때는 30분 정도, 경산일 때는 1시간 정도가 더 걸린다는 것이 통계로 이미 나와 있다.

또한 아시아계 여성들은 근육량이 적고 골격과 관절도 작기 때문에 근육 복원력이 약하니 그만큼 회복하는 데도 시간이 더 걸린다. 근육량이 적으면 근육이 만들어내는 열도 적기 때문에 외부 온도에 더욱 민감하게 반응하게 된다. 그래서 근육량이 적은 라틴 아메리카와 아시아에서는 몸을 따뜻하게 하는 산후 조리 문화가 예로부터 전해져 내려오고 있는 것이다.

빠른 회복을 위한 산후 조리 음식은 다음과 같다.

소화에 부담스러운 음식은 피하라

몸이 약할 때는 첫째도 소화, 둘째도 소화, 셋째도 소화이니 산모는 소화에 부담이 안 되는 음식을 먹어야 한다. 예로부터 가난해도 산모에게는 흰쌀밥을 먹었다. 그 이유는 현미밥, 잡곡밥, 밀가루 음식보다는 흰쌀밥이 소화가 훨씬 잘 되기 때문이다. 기름기가 많거나 찬 음식, 질기고 딱딱한 음식도 피해야 한다. 출산 후 산모의 들뜬 잇몸을 상하게 할 수 있으며 소화에도 부담스럽기 때문이다. 산후 조리 시 짜고 매운 음식은 위의 기능을 저하시키고 몸을 붓게 하기 때문에 특히 젖을 먹이는 산모의 경우는 삼가야 한다.

상처 부위가 빨리 낫는 음식을 먹는다

산모에게는 칼슘과 요오드 등 무기질이 풍부해 혈액순환과 오로 배출을 돕고 젖이 잘 돌게 하며 뼈를 튼튼하게 하는 미역이 가장 좋다. 《동의보감》에는 미역에 대해 이렇게 설명하고 있다.

미역국은 산욕열(産褥熱)을 예방해준다. 애기를 낳고 나서 생긴 상처 부위에 세균이 침범하면 염증이 생기면서 열이 나는 것을 산욕열이라 한다. 항생제가 없던 시대에는 산욕열을 치료할 뚜렷한 방법이 없었는데 미역은 그 성질이 차기 때문에 예방책으로 미역국을 끓여 산모에게 먹였던 것이다.

이렇게 산후 필수 음식으로 꼽히는 미역국을 먹을 때는 주의할 점이 있다. 첫째, 하루 세 끼 미역국만 먹으면 지겹고 영양상 불균형을 초래할 수 있다. 둘째, 열이 날 때는 소고기 등 고기를 넣어서는 안 된다. 셋째, 몸이 부어서 소변을 잘 나가게 하고 싶을 때는 소금을 적게 넣거나 안 넣는 것이 좋다.

당나라 때 서적인 《초학기(初學記)》를 보면 '고래가 새끼를 낳은 뒤 미역을 뜯어 먹어 산후의 상처를 낫게 하는 것을 보고 고려(고구려) 사람들이 산모에게 미역을 먹인다.'라고 쓰여 있다. 산후 조리로 미역국을 먹는 것은 일본이나 중국에는 없는 우리나라만의 풍습이다.

건강한 회복을 위한 산후 생활법은 다음과 같다.

몸을 따뜻하게 한다

'사기소주 기기필허(邪氣所湊 其氣必虛)'라는 말이 있다. 이를 해석하면 '나쁜 기운이 우리 몸으로 침범했을 때는 바른 기운이 반드시 약해져 있다.'는 것이다. 즉 바른 기운이 강하다면 어떤 나쁜 기운도 우리 몸을 침범할 수 없다는 뜻이다. 우리 몸의 바른 기운이 약한지 강한지 알 수 있는 가장 쉬운 방법은 '체온'이다. 평상시 체온인 36.5℃를 기준으로 체온이 1℃ 낮아지면 백혈구 활동이 급격히 둔화되면서 면역력이 30% 떨어진다. 이와 반대로 체온이 1~2℃ 오르면 신진대사량이 2배 증가하고 노폐물 배출이 원활하며 면역력도 높아진다. 산모에게 한여름에도 내복을 입게 하고 찬물에 절대 손을 담그지 말라는 것도 이런 이유 때문이다.

땀을 나게 해서는 안 된다

산후 조리 때 억지로 땀을 내서는 절대 안 된다. 땀이 날 정도로 난방을 하거나 두꺼운 이불을 덮고 땀을 뻘뻘 흘리는 것은 금물이다. 산모가 흘리는 땀은 원활한 대사 활동을 통해 불필요한 물질을 몸 밖으로 배출하는 역할을 하지만 지나치면 부작용이 생긴다. 탈수 증상이나 어지럼증이 생기거나 체온조절이 떨어지면 면역력이 약해질 수 있다. 겨울철에도 실내 온도는 21~22℃ 정도가 적합하며, 습도는 40~60%를 유지하는 것이 좋다.

뜨거운 방에서 억지로 땀을 흘리면 탈수 증상을 초래하며 부종을 심하게 만들 수 있으니 주의해야 한다.

찬 음식, 찬 바람은 피한다

여름철에는 에어컨 등 냉방기기를 사용하기 때문에 안팎의 기온차가 크다. 산후 회복이 덜 된 상태에서 급격한 기온차에 노출되면 산후풍으로 직결될 수 있다. 기본적으로 에어컨, 선풍기 등의 인공적인 바람을 직접적으로 쐬는 것은 피해야 한다. 여름철 산모에게는 실내 온도 24~27℃, 습도는 40~60%로 약간 뽀송뽀송한 느낌이 드는 쾌적한 환경이 바람직하다.

또한 아무리 더운 여름이라도 몸을 따뜻하게 유지해야 하는 만큼 찬물, 찬 음료, 찬 음식은 피해야 한다. 시원한 과일 또한 냉한 성질 때문에 어혈을 정체시키는 원인이 될 수 있으니 과하게 섭취하는 것은 좋지 않다. 특히 찬물로 샤워하는 것은 금물이다.

일상 활동과 가벼운 운동은 OK!

오랜 시간의 진통과 힘든 출산으로 몸과 마음이 지친 상태라서 움직이지 않고 누워 지내는 산모가 종종 있는데, 출산 후 계속 누워만 있으면 그만큼 회복이 더디게 된다. 걷기와 같은 가벼운 운동은 임신 이전 상태로 몸을 회복하는 데 도움이 될 뿐만 아니라 합병증을 예방하는 효과도 있다. 단, 출산 후 갑자기 격하게 움직이면 관절에 무리가 갈 수 있기 때문에 몸에 부담이 되지 않는 범위에서 가벼운 움직임부터 시작해 매일 조금씩 활동량을 늘려가는 것이 좋다.

- 출산 2~3일 후: 젖병 소독이나 간단한 음식 조리 등 집안일, 걷기 운

동 시작

- 출산 1주일 후: 아이 목욕이나 간단한 집안일
- 출산 3주 후: 청소, 손빨래 등 힘든 집안일을 시작

궁금해요

첫째 출산 후 아픈 부위는
둘째 낳고 산후 조리를 잘하면 낫는다?

항간에 산후풍 때문에 고생을 하면 둘째를 가지라고 권유하는 사람들이 있다. "둘째를 낳아서 산후 조리를 잘 하면 아픈 곳이 깨끗이 낫는다더라. 얼른 둘째를 가져 봐."

몸조리를 잘 못해서 생긴 병이니 다시 아이를 낳아 몸조리를 잘하면 나을 수 있다는 말이다. 그러나 이는 사실 무근이다. 간혹 좋아지는 경우도 있지만 십중팔구는 더 나빠진다고 봐야 한다.

여성의 몸은 출산을 하고 나면 아무리 산후 조리를 잘해도 임신 전의 상태로 완벽하게 되돌아 갈 수 없다. 정도의 차이만 있을 뿐이지 출산을 한 여성은 누구든지 산후풍이 조금씩은 있는데 이것을 없애기 위해 또 임신을 한다는 것은 모래 위에 성을 쌓는 것과 같다.

2장
기(氣)통차게 살자

사계절 건강을 챙기는 양생법 · 감기는 무조건 예방이 최고 · 소식 건강법 · 부항의 효능과 주의사항 · 산삼을 찾아서 · 호흡, 건강하게 숨쉬기 · 말 못할 고민, 변비의 해결법 · 트림과 딸꾹질을 멈추게 하는 법 · 코막힘 · 기적의 건강 음식, 카레 · 체했을 때 좋은 처방 · 기, 흐르는 신체

사계절 건강을 챙기는 양생법

《동의보감》에서는 봄, 여름, 가을, 겨울, 사계절로 양생법을 구분하고 있지만, 크게는 2가지로 나눌 수 있다. 봄과 여름에는 따뜻한 기운 곧 양기(陽氣)를 기르고, 가을과 겨울에는 서늘한 기운 곧 음기(陰氣)를 기르는 것이다. 이것은 봄과 여름은 따뜻하고, 가을과 겨울은 서늘한 자연의 이치에 맞게 사는 것이 양생법의 원칙이기 때문이다. 또 겨울에는 일찍 자고 늦게 일어나는 것이, 여름에는 늦게 자고 일찍 일어나는 것이 건강에 좋다. 그 이유는 겨울밤은 길고 여름밤은 짧은 자연의 이치대로 순응하기 위해서다. 이뿐만 아니라 옛날부터 내려오는 시절식(時節食)과 계절별 전통 놀이를 살펴보면 조상들이 자연의 이치에 맞춰 사계절 양생법을 해왔음을 알 수 있다.

봄의 대표적인 명절은 설날, 대보름이다. 설날의 음식은 떡국으로 거기에 들어가는 가래떡은 길고 희며 썰어진 단면은 둥글다. 민속학자들은 오래 살라는 의미에서 떡을 길게 뽑고 태양을 숭배하는 민족이라 흰색의 가래떡을 먹는다고 해석한다. 한편 한의학에서는 긴 것, 흰 것, 둥근 것, 이 3가지 모두 양(陽)의 성질에 속하는 것으로 양의 기운을 돋우기 위해 먹는다고 본다.

또 설날에는 널뛰기를 뛰는데 이는 겨울잠을 자던 개구리가 땅 위로 솟구쳐 오르는 기세와 닮았으며 양의 기운에 해당된다.

입춘 때는 오신채(五辛菜)를 먹는다. 오신채의 재료는 움파(겨울에 움 속에서 자란, 빛이 누런 파), 산갓, 당귀싹, 미나리싹, 무싹이다. 요즘 사람들이 비타민C나 각종 무기질이 풍부한 다래나 두릅 등 봄나물을 먹는 이치와 똑같다. 단지 차이가 있다면 오신채의 맛은 모두 매운(辛)맛이 나는데, 매운맛은 땀을 내는 등 발산(發散)의 의미 곧 양의 성질이 강하다.

대보름날에는 진채(陳菜, 묵은 나물)를 먹었는데 양(陽)수 중 가장 큰 9가지 나물을 준비해서 요리했다.

여름의 대표적인 명절로는 초파일, 단오, 유두를 꼽을 수 있다. 초파일의 떡은 증편인데 술을 넣고 쪄서 부풀은 모양을 하고 있다. 술은 바닷물이 얼어도 얼지 않는 것을 보면 그 성질이 몹시 열(大熱)하다는 것을 알 수 있다. 그래서 한의학에서 술은 여름 기운과 몹시 닮았다고 본다. 영양학자들은 증편은 쪄서(蒸, 증) 만들었기 때문에 더운 여름에도 쉽게 상하지 않고 오래 갈 수 있다고 한다.

단오(端午)는 1년 중 가장 양의 기운이 강한 날로 대표적인 음식은 쑥

떡이다. 《동의보감》에 쑥은 '단옷날 해뜨기 전에 말을 하지 않고 채취한 것이 효과가 좋다'고 나와 있다. 쑥떡이나 쑥국, 쑥 버무리 등 쑥으로 만든 음식은 우리 몸을 뜨겁게 한다. 라이터가 없던 옛날에는 부싯돌을 사용하여 불을 피웠는데 이때 부싯깃으로 '말린 쑥 잎'을 사용했다.

우리 몸에서 가장 양의 기운이 강한 곳은 머리다. 그래서 유두날 머리를 식힌다는 의미에서 창포물로 머리를 감았다. 창포는 머리가 맑아진다는 총명탕(聰明湯)에 들어가는 약재이면서 '이와 벼룩에도 효과가 있다.'라고 《동의보감》에 적혀 있다.

가장 양(陽)적인 것은 하늘이다. 그래서 단옷날에 그네를 타는 풍습이 전해오고 있는데, 그네 타는 성춘향의 모습을 보고 하늘나라 사람(선녀)으로 착각한 사람이 누구인지는 이야기하지 않아도 다 알 것이다.

가을의 대표 명절로는 복날, 추석이 있다. 이때부터는 지금까지와 달리 음기(陰氣)를 길러야 하는데 음은 양과 정반대의 성질을 가지고 있다. 양이 홀수(외톨이)라면 음은 짝수(짝)이고, 양이 기(氣)라면 음은 혈(血), 곧 살(肉)이나 영양(營養)을 의미한다.

초복, 중복, 말복으로 나누어지는 복날에 삼계탕을 먹는 것은 여름을 건강하게 보내기 위한 행사로 아는 사람이 많다. 그러나 말복이 입추(立秋)가 지나고 나서 첫 번째 경(庚)일(십간지 중에서 일곱 번째의 날)인 것을 생각하면 오히려 가을을 건강하게 보내기 위한 행사로 봐야 한다. 그러므로 복날에 너무 더워서 힘들 때는 닭(삼계탕)이나 소(육개장) 같은 영양(陰) 물질을 많이 먹어야 체력이 보강되고, 체력이 보강되어야만 가을을 건강하게 보낼 수 있게 된다.

가을과 겨울 시절식에는 봄과 여름에는 잘 보이지 않던 고기가 많이 들어 있다. 봄과 여름에 나오던 채소나 과일이 이 시기에는 없기도 하지만, 날씨가 점점 추워지면서 열량이 높은 고기를 섭취해야 영양을 보충해주는 작용을 하는 것이라 보면 된다.

추석의 대표적인 음식은 송편이다. 봄과 여름의 떡이 가래떡이나 증편처럼 소가 없다면, 가을이나 겨울의 떡은 송편이나 상화(고려 시대의 만두)처럼 소가 있는 경우가 많다. 송편이나 상화의 소는 단순하지만 상화가 발달하여 지금의 만두가 된 것을 생각하면 소가 들어간 것만큼 맛이 있고 영양도 더 풍부하다고 할 수 있다. 가을은 수확의 계절이고 겨울은 저장의 계절이라 모든 것이 넉넉하기 때문에 가능한 일이다.

보름달이 뜬 추석날 저녁에 도는 강강술래는 '더도 말고 덜도 말고 한가위'처럼 항상 풍족하기를 바라는 마음이 담긴 전통 놀이다.

겨울의 대표 명절로 동지를 꼽을 수 있다. 동지의 대표적인 음식은 팥죽이다. 팥은 붉다는 의미에서 따뜻하다고 생각하는 사람이 많은데 팥빙수에 쓰이는 것처럼 찬 성질을 갖고 있다. 그래서 밤(夜)의 길이가 가장 긴 동짓날에 찬 성질의 죽을 끓여 먹는 것인데, 팥에는 한 가지 단점이 있다. 몸 안의 진액(津液)을 대소변으로 뽑아내는 성질이 아주 강하다. 《동의보감》에서도 '오래 먹으면 몸이 검게 되면서 몹시 마르게 되고, 건조하게 된다.'고 하였다. 그래서 그 부작용을 막기 위하여 야뇨증과 설사에 잘 듣는 하얀 찹쌀을 새알처럼 만들어 같이 먹는 것이다. 이것은 시루떡에도 그대로 적용된다. 변비가 되고 살이 찌는 찹쌀의 부작용을 없애기 위하여 팥을 고물로 이용하는 것이다.

동지 때 먹는 새알에는 깊은 뜻이 하나 더 있다. 밤(음의 기운)이 길다는 것은 태양(양의 기운)의 기운이 병들었다는 말이다. 그런데 동지가 지나가면 병든 태양이 점점 살아나서 낮의 길이도 점점 길어지게 된다. 병든 태양이 다시 살아나게 된다고 하여 동지 때 먹는 이 새알을 '부활하는 태양'이라고도 부른다.

겨울에는 다른 계절에 비해 전통 놀이가 많지 않다. 집 안에서 하는 놀이가 많은데 윷놀이나 승경도놀이가 대표적이다. 아랫목에 발을 넣어 항상 발을 따뜻하게 하는 것은 유두날 머리를 감는 것과 비교된다.

이렇게 봄에는 봄에 맞게, 가을에는 가을에 맞게 양생(養生)을 하면 1년이 건강하다. 한의학에서는 봄과 여름을 건강하게 보내야 가을과 겨울을 건강하게 보낼 수 있고, 가을과 겨울을 건강하게 보내야 이듬해 봄과 여름에 건강할 수 있다고 생각한다. 마치 복날에 몸보신을 잘해야 가을에 건강하게 살 수 있는 것처럼 말이다.

궁금해요

계절별 옷 입는 법

옷을 계절에 맞게 잘 입는 것은 유용한 양생법이다. 이때 2가지만 기억하면 된다. '봄이나 여름에는 따뜻하게, 가을이나 겨울에는 서늘하게'이다. 봄에 날씨가 덥다고 여름옷을 후다닥 꺼내 입거나 가을에 춥다고 겨울옷을 성급히 꺼내 입으면 안 된다. '봄 멋쟁이 얼어 죽고, 가을 멋쟁이 더워 죽는다.'는 속담도 있지 않은가. 여름에는 참을 수 있을 정도로 약간 따뜻하게, 겨울에도 참을 수 있을 정도로 약간 춥게 입는 것이 건강에 더 좋다.

현대 의학에서도 '무더운 여름에 살짝 땀이 날 만큼 옷을 잘 챙겨 입고, 냉방시설을 약하게 가동하는 사람은 내열성(더위에 견디는 능력)이 증진된다.'고 한다. 혈관을 잘 확장시켜 혈류 흐름이 원활하고, 땀샘 기능이 발달해 적절한 시기에 적당한 양의 땀을 효율적으로 흘려 체온을 조절하기 때문이다. '추운 겨울, 추위를 조금 느낄 정도로 옷을 입고 난방 시설을 약하게 가동하는 사람은 내한성(추위에 견디는 능력)이 향상된다.'고 한다. 추위에 적응해 자율신경계와 혈관 수축 기능이 향상되고, 대사 기능이 좋아져 기초 대사율이 높아지게 되면서, 몸을 떨지 않고도 열을 효율적으로 낼 수 있기 때문이다.

음양의 조화

기는 음과 양으로 나뉜다.

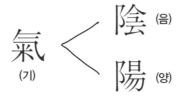

사람의 기를 음양으로 나누면
남자는 양, 여자는 음이다.
그렇지만 무조건 남자는 양,
여자는 음이라고 단정지을 수는 없다.

남자의 기는
다시 음과
양으로
나뉜다.

음- 내성적이고 왜소한 체격

양- 외향적이고 건장한 체격

여자의 기는
다시 음과
양으로
나뉜다.

음- 내성적이고 왜소한 체격

양- 외향적이고 건장한 체격

음양은 조화로워야 한다.

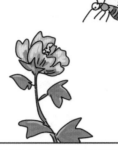

몸이 따뜻한 사람은 돼지고기처럼
찬 음식이 맞다.

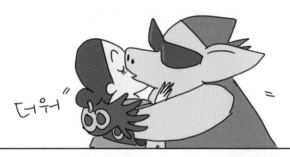

더워"

시원하게
안아 주게
되셔?

몸이 차가운 사람은 닭고기처럼
따뜻한 음식이 맞다.

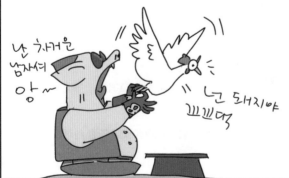

난 차거운
남자셔
앙~

넌 돼지야
꼬꼬댁

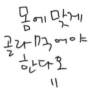

몸에 맞게
골라 먹어야
한다오

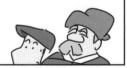

평소에 몸이 찬 사람이라도
병에 걸리거나 무리하게 일을 하면
몸이 뜨거워질 때가 있다. 이럴 때는
찬 음식을 먹는 것이 좋다.

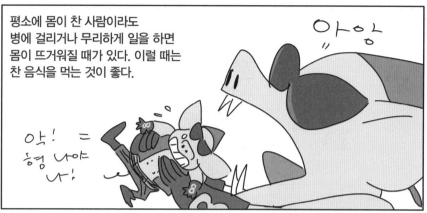

음식에도 음양의 조화가 있다.
냉면의 메밀은 차다.
그러므로 뜨거운 겨자를 조금 넣어
찬 기운을 누그러뜨린다.

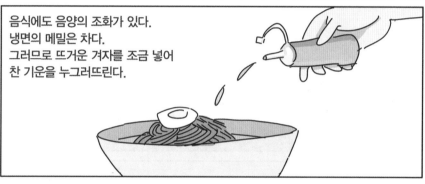

돼지고기는 차다.
찬 상추 대신
따뜻한 깻잎에 싸서 먹어라.
또는 뜨거운 새우젓에
찍어 먹어라.
이것이 음식궁합이다.

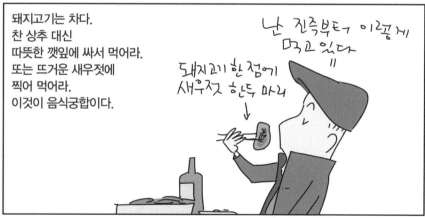

부부도 마찬가지다.
궁합이 있다.

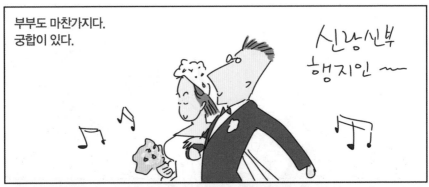

둘 다 음이면 적막하고

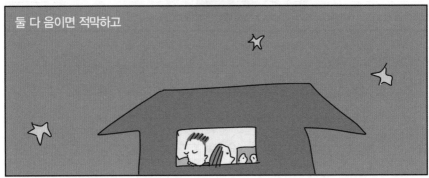

둘 다 양이면 콩가루 집안이 된다.

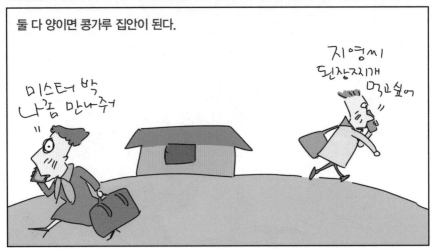

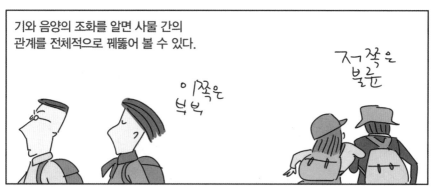

기와 음양의 조화를 알면 사물 간의
관계를 전체적으로 꿰뚫어 볼 수 있다.

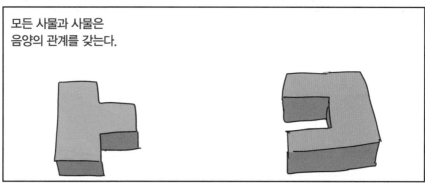

모든 사물과 사물은
음양의 관계를 갖는다.

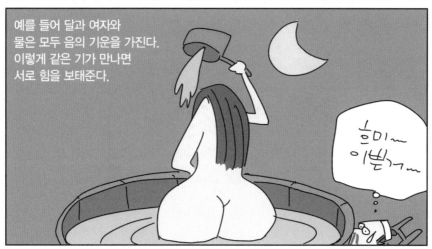

예를 들어 달과 여자와
물은 모두 음의 기운을 가진다.
이렇게 같은 기가 만나면
서로 힘을 보태준다.

그러나 기가 한쪽으로 치우치면 안 된다.
음에는 양, 양에는 음이 있어야 한다.

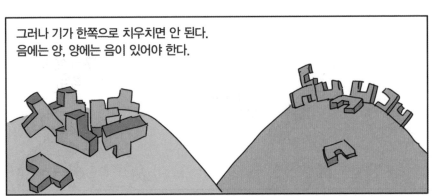

여자는 양의 기운인 남자와 태양,
불처럼 따뜻한 기운을 받아야
온전한 몸이 된다.

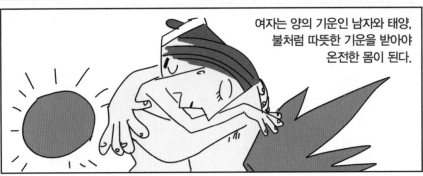

이렇듯 우주의 모든 사물은
서로 조화로운 관계를 맺고 살아간다.

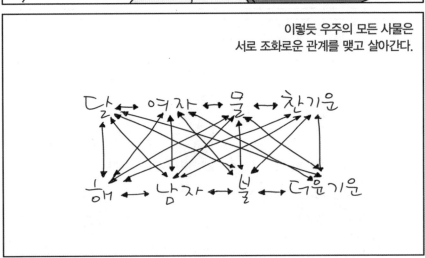

감기는 무조건 예방이 최고

기에는 좋은 기운(正氣, 정기)과 나쁜 기운(邪氣, 사기)이 있다. 정기는 몸을 지켜주는 바른 기운이고 사기는 병을 가져온다는 요사스러운 기운이다. 이 정기와 사기는 적대 관계에 있어 하나가 죽어야 다른 하나가 산다. 우리가 평소 '건강하다'는 것은 정기가 사기를 완전히 누르고 있는 상태를 일컫는다. 반면 '질병에 걸렸다'는 것은 사기가 정기를 가지고 제 마음대로 희롱하고 있는 상태이다.

그런데 우리를 희롱하는 사기가 누구냐에 따라 대처하는 방법이 달라진다. 사기에는 두 종류가 있다. 첫 번째는 전국적으로 세력이 있는 조폭들처럼 엄청난 위력을 지니고 있는 사기이다. 당연히 국가에서 나서야 되고 경찰의 힘을 빌어야 비로소 소탕이 된다. 예를 들어 콜레라나 페스트, 유행성 독감을 들 수 있는데, 이런 전염병이 창궐하면 내 몸의 정기가 센지 약한지에 관계없이 병에 걸린다. 한의학에서는 이를 실(實)증이라고 한다. 사기가 너무 세다는 뜻이다.

두 번째 사기는 양아치이다. 알다시피 양아치는 떼로 몰려다니면서 자기보다 약해 보이는 사람을 괴롭힌다. 우리 몸도 마찬가지다. 양아치처럼 별 것이 아닌 사기에도 정기가 너무 약해서 병이 드는 경우를 한의학에서는 허(虛)증이라고 한다. 그렇다면 어떻게 하면 될까. 내가 태권도 도장에 다니면서 힘을 기르면 양아치가 꼼짝 못하듯이 사기를 이겨낼 만한 체력을 길러야 한다.

겨울철의 대표적인 허증으로 감기를 들 수 있다. 태권도 도장에 가서 매일 몸을 단련해야 양아치를 물리칠 수 있듯이 감기는 예방 또 예방이 최선이다. 감기로 병원에 가면 대부분의 의사들이 잘 쉬고 잘 먹으라는 말을 한다. 이유는 간단하다. 잘 먹어서 에너지를 비축해야 쓰러지지 않고 사기와 싸울 힘이 나오기 때문이다. '잘 먹는 것'이야말로 감기 예방을 위한 첫 번째 방법이다.

동물들이 살이 찔 때는 다 이유가 있다. 하나는 겨울을 나기 위해서이고, 또 하나는 산란기를 앞두고서다. 둘 다 에너지를 많이 필요로 할 때다. 남극 펭귄의 경우 겨울이 되기 전에 집단으로 짝짓기를 하고 알을 낳는다. 아기 펭귄들이 6개월 후면 독립을 하는데 가장 먹이가 풍부한 여름부터 독립하게 하기 위해서다. 수컷이 발 위에 알을 올려놓고 부화를 시키는데, 알이 떨어지지 않도록 하기 위해 영하 60℃의 추위 속에서도 꼼짝 않는다. 암컷은 땅이 얼어버린 탓에 여름에 비해 아주 먼 바다로 나가서 먹이를 구해 오는데, 그 과정에서 가끔 바다사자 등

예방 또 예방

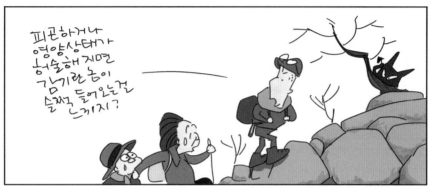

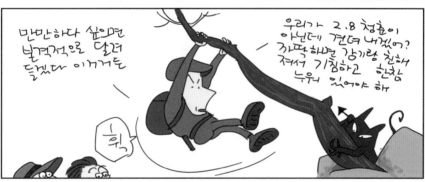

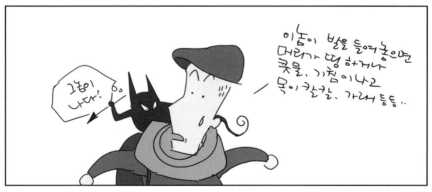

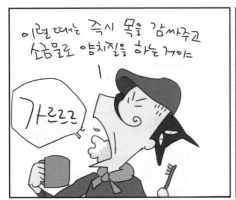

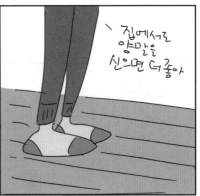

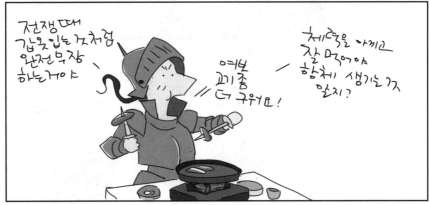

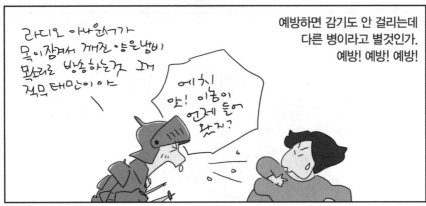

예방하면 감기도 안 걸리는데
다른 병이라고 별것인가.
예방! 예방! 예방!

에게 희생당하기도 한다. 희생당한 암컷의 수컷은 아무것도 먹지 못한 채 긴긴 겨울을 보낼 수밖에 없다. 생존을 위해 펭귄은 가을부터 살을 찌우는 것이다. 만약 그렇지 못하면 추운 겨울에 쓰러질 수밖에 없다.

인간도 마찬가지다. 겨울철에 살이 찔까 염려하여 잘 먹지 않는다면 감기와 싸울 정기가 약해지기 때문에 100% 감기에 걸려 골골거리게 됨을 명심하자.

소금물로 가글하자

두 번째 방법으로 소금물로 양치질 하는 것이다. 감기(感氣)의 한자를 풀어보면 사기에 감촉 혹은 감응이 되었다는 말인데 그 통로가 바로 입과 목이다. 상갓집에 갔다 오면 소금을 뿌린다. 소금은 부정한 것을 멀리해서 깨끗하게 하는 힘이 있기 때문이다. 그래서 목이 칼칼하거나 편도가 부을 때 소금물로 가글을 해주면 효과가 좋다. 단 소금의 살균 작용은 아주 강력하니 매일 소금으로 양치를 하는 것은 오히려 나쁠 수 있다.

내복을 입는다

내복 한 벌의 효과는 의외로 대단하다. 2년 전 이맘때쯤 막내아들이 제대하면서 엄마를 위해 깔깔이(방한 내피) 한 벌을 사왔다. 아내는 몇 번 입고 나더니 정말 좋다면서 식구들 숫자만큼 깔깔이를 더 샀다. 필자는 뚱뚱한 체형이라 깔깔이를 입으면 가을 펭귄처럼 부해 보이지만 그렇게 따뜻할 수가 없다. 난방을 세게 틀면 오히려 갑갑할 정도이니

감기는 왜 걸려

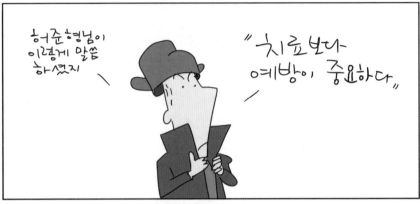

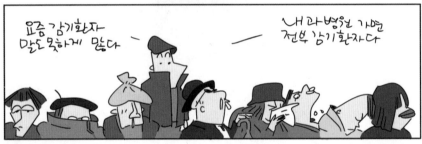

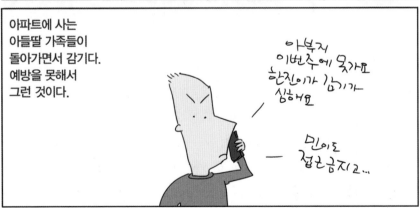

아파트에 사는
아들딸 가족들이
돌아가면서 감기다.
예방을 못해서
그런 것이다.

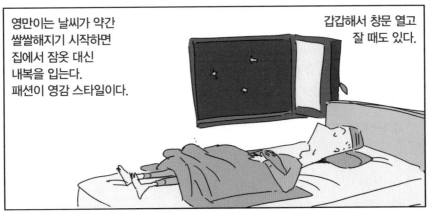

영만이는 날씨가 약간 쌀쌀해지기 시작하면 집에서 잠옷 대신 내복을 입는다. 패션이 영감 스타일이다.

갑갑해서 창문 열고 잘 때도 있다.

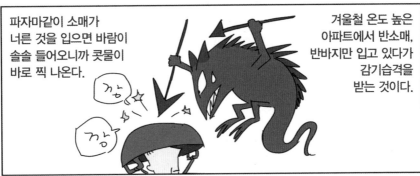

파자마같이 소매가 너른 것을 입으면 바람이 솔솔 들어오니까 콧물이 바로 찍 나온다.

짱

짱

겨울철 온도 높은 아파트에서 반소매, 반바지만 입고 있다가 감기습격을 받는 것이다.

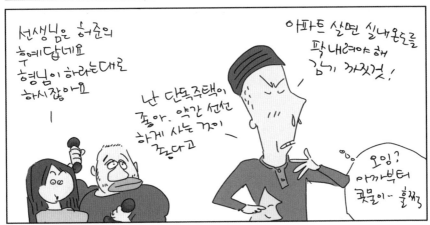

선생님은 허준의 후예답네요 형님이 하라는대로 하시잖아요

난 단독주택이 좋아. 약간 선선 하게 사는 것이 좋다고

아파트 살면 실내온도를 팍 내려야 해 감기 꺼졌껏!

오잉? 아까부터 콧물이~ 훌쩍

2장 기(氣)통차게 살자   141

깔깔이 한 벌의 효과는 무시할 수 없다.

겨울철 실내에서 깔깔이를 입은 뒤로 우리 식구들은 감기에 걸리지 않는다. 꼭 깔깔이가 아니어도 괜찮다. 집안에서 추리닝만 달랑 입을 게 아니라, 내복을 입고 그 위에 추리닝 같은 옷을 덧입어도 같은 효과가 난다. 현대 의학 용어로 체온 1℃가 올라가면 면역력은 5배 향상되기 때문이다. 덤으로 아파트 관리비도 매달 10~20만 원 정도는 절약된 것 같다.

족욕을 한다

심장에서 가장 먼 곳은 발, 정확히는 발가락 끝이다. 따라서 혈액순환이 가장 안 되는 곳 역시 이곳이다. 사람이 죽으면 가장 먼저 식어버리는 곳 또한 이곳이다. 그러므로 발을 따뜻하게 해서 발끝까지 혈액순환이 된다면 우리 몸속에서 순환이 안 되는 곳은 없다.

집에서 양말을 신고 있거나 저녁에 족욕을 하면 발까지 혈액순환이 잘 되니 정기가 강해질 수밖에 없다. 《허허 동의보감》 1권에서 양말을 신으라고 강조한 이유다. 필자도 평상시 양말을 4겹까지 신지만 몸이 안 좋을 때는 거기에 2겹을 더 신는다. 옛 어른들이 온돌방에 윗목과 아랫목을 구분하고, 머리는 윗목에 발은 아랫목에 두고 자는 이유도 혈액순환을 염두에 둔 것이다.

한의원을 찾는 손님 중에 발에서 열이 난다고 발을 내놓고 자는 사람이 가끔 있다. 이들은 한의학적으로는 과도한 스트레스로 인해 화(火)병이 있는 사람들이다. 이럴 경우 족욕을 함으로써 발을 따뜻하게 해주면 화가 치료되는 동시에 발에서 나는 열(虛熱, 이때 발에서 나는 열은 허열을 말한다) 또한 없어진다.

궁금해요

소주에 고춧가루를 타 먹으면
감기가 낫는다?

주변에 감기 환자가 생기면 소주에 고춧가루를 타서 먹으면 좋다고 말하는 사람이 있다. 여기에는 땀을 내서 땀과 함께 사기도 물리친다는 뜻이 숨어 있다. 실제로 이 방법은 나쁘지 않은데, 2가지를 주의해야 한다.

첫째, 술의 양은 소주잔으로 1∼2잔을 넘지 말아야 한다. 둘째, 술을 먹은 즉시 이불을 덮고 푹 자야만 한다. 술기운에 밖에 나가 찬바람을 쐬거나 이불을 걷어차고 자면 열린 땀구멍으로 사기가 들어와서 비싼 술집에서 먹은 술값만큼 돈이 더 나갈 수 있다.

소식 건강법

'나는 늙지도 않고 죽지도 않는 황제로 영원히 이 나라를 다스릴 것
이다!'

2000여 년 전 천하를 얻은 중국 진시황의 말이다. 진시황이 아니더
라도 늙지도 않고 죽지도 않기를 바라는 것은 생명이 있는 모든 사람
들의 희망 사항이다. 현대 의학에서는 여기에 만족할 만한 답을 내놓았
는데, 소식과 운동이다.

소식이 수명 연장에 도움이 된다고 하는 것을 맨 처음으로 주장한 사
람은 1930년대 미국 코넬 대학의 영양학자인 맥케이(C.M.McCay) 박사
다. 박사는 40%를 줄여 60%만 먹고 산 쥐가 마음대로 먹게 한 쥐보다
수명이 배로 늘어난 것을 확인했다. 하지만 당시 사람들의 반응은 싸늘
했다. 구체적인 실험 동기도 밝히지 않고 소식이 수명 연장에 어떻게

장수의 조건

첫째, 과식하지 마라.

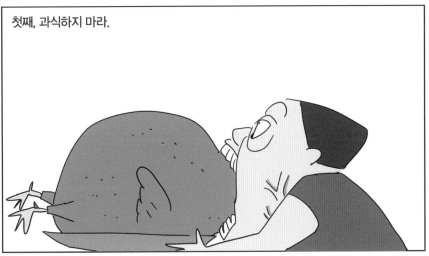

둘째, 숨을 깊고 느리게 쉬어라.

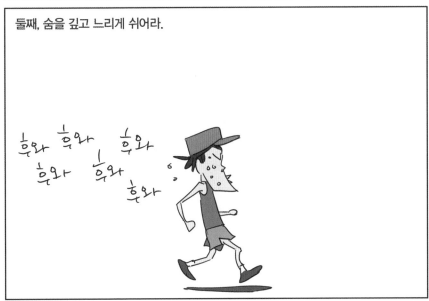

소식하고 느리게 숨 쉬기만 해도 장수한다는데
이 만화를 그리면서도
이걸 실행하지 못한다.

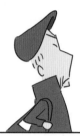

과식하고 무심코
숨 쉰다.

그저 알고 있느냐,
아는 것을 실행하느냐,
단명과 장수의 차이다.

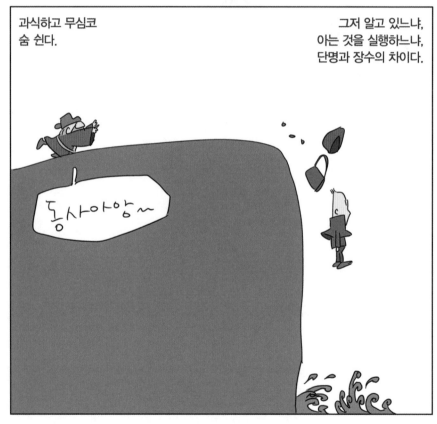

기여하는지도 설명할 수 없었으니 당연한 결과였는지 모른다. 게다가 쥐를 대상으로 한 실험 결과가 그대로 사람에게도 적용되는지도 미지수였다.

그로부터 40년이 지난 1970년대 유병팔 교수(현재 텍사스 주립대 의대 명예교수)는 그가 재직하고 있던 텍사스 주립대학에서 실험을 시작했다. 맥케이 박사의 실험을 재연하는 데 그치지 않고 무엇이 쥐들의 수명을 연장했는지 그 이유와 메커니즘을 찾는 것이 목적이었다.

실험 결과는 놀랍게도 소식한 쥐의 경우 마음대로 실컷 먹은 쥐에게서 나타나는 생리적인 노화의 진행과 확연한 차이를 보였다. 예를 들면 마음대로 먹은 쥐는 축 늘어져 하루 평균 200m조차도 겨우 뛰었다. 그것도 어려서만 뛰었을 뿐이고 성장기를 지나면서부터는 태만해졌다. 먹이를 40% 줄인 쥐는 하루 평균 4km까지 뛰었다. 그 조그만 쥐에게 4km 운동량이란 엄청난 수치다. 더 놀라운 것은 이런 운동을 그들이 살아있는 4년 동안 하루도 빠짐없이 계속했다는 것이다.

유 교수는 소식이 이처럼 생리적인 쇠퇴 현상을 방지하는지를 다음 5가지로 설명한다.

첫째, 여러 호르몬의 분비 문제이다. 그 가운데에서도 동물의 신진대사에 가장 영향을 많이 끼치는 인슐린의 분비 문제이다. 쥐도 사람과 마찬가지로 나이가 어렸을 때는 세포들이 예민하여 인슐린이 조금만 분비되어도 세포막의 문을 넓게 열어 잘 수송함으로써 식후에는 혈당이 낮아진다. 그런데 나이가 들수록 이 민감도가 둔해지면서 세포들의 혈당 수입이 떨어져 혈액 내의 당이 높아진다. 그럴수록 세포 내에 수

송하기 위해 몸에서는 인슐린을 많이 분비한다. 결국 당뇨병이 생기는 것이다. 그런데 쥐를 소식하게 한 결과 혈당의 수치나 인슐린의 분비량이 젊었을 때와 동일하게 유지되었다.

둘째, 지방대사이다. 쥐도 나이를 먹으면 혈중 지방이 늘어난다. 그런데 소식을 한 쥐는 혈중 지방이 젊었을 때와 같은 수치를 유지했다. 콜레스테롤, 동맥경화증의 주범인 혈중 지방이 젊었을 때와 같이 낮다는 뜻이다.

셋째, 면역력이다. 면역력은 나이가 들면서 떨어지기 마련이다. 따라서 노화방지와 여러 질병을 막기 위해서는 면역력이 보존되어야만 한다. 그런데 소식한 쥐에서는 이런 현상이 나타났다. 마음대로 먹게 한 쥐, 마음대로 먹고 암 발생을 일으키는 방사능을 쬔 쥐, 소식했으나 방사능을 쪼이지 않는 쥐, 소식했으나 방사능을 쪼인 쥐 등 이렇게 네 그룹으로 나누어 실험했다. 그 결과 마음대로 먹게 한 쥐는 쥐의 80%가 암에 걸려 죽었다. 마음대로 먹되 방사능을 쪼인 쥐는 100%가 죽은 반면 소식했으나 방사능을 쪼이지 않는 쥐는 암 발생 쥐가 한 마리도 없었다. 마지막으로 소식하고 방사능을 쬔 쥐는 겨우 23%만 암으로 죽었다. 이 외에도 마음대로 먹은 쥐는 50%가 신장병으로, 30%가 백혈병으로 죽었지만 소식한 쥐에서는 이런 질병이 나타나지 않거나 나타나더라도 꽤 늙은 후에야 발생했다.

넷째, 심장 기능이다. 소식한 쥐 역시 심장의 신축성이 젊었을 때와 마찬가지로 유지되었다. 이것은 소식한 쥐의 경우 혈액순환이 일생을 통해 매우 양호한 것을 말해 주고 있다.

마지막으로 노화의 원인이라고 하는 독성 산소('활성 산소'를 뜻하는 유 교수만의 독특한 표현)로 인한 산화 스트레스의 방지를 들 수 있다. 활성 산소는 노화의 궁극적인 원인으로 지목되는 물질이다. 이 활성 산소의 산화 스트레스 자체를 억제한다는 것은 노화를 억제하는 것과 같다.

여기서 문제는 얼마만큼 음식을 줄이는 것이 가장 좋으냐는 것이다. 쥐들을 이용하여 실험한 결과 40%를 줄인 것이 가장 좋은 것으로 나왔다. 그렇다고 이것을 사람에게 그대로 적용하기는 어렵다. 그래서 또 다른 실험을 하게 된다. 쥐를 세 그룹으로 나눴다. 한 그룹은 마음대로 먹되 운동은 하지 않은 쥐이고, 또 한 그룹은 40%를 줄여 60%를 먹고 운동은 하지 않은 쥐이고, 마지막은 10%을 줄여 90%만 먹고 운동을 하게 한 쥐였다. 여기서 90%를 먹고 운동을 한 쥐들은 40%를 줄인 쥐보다 오래 살지는 못했지만 그것과 유사하게 수명이 연장되었음을 확인하게 된다.

유병팔 교수는 이와 같은 연구 결과를 1993년 세계 최초로 발표한다. 현재 이 학설은 많은 노화 연구자들에 의해 지지를 받으면서 실험·검증을 받고 있다. 유 교수도 미국 노인청 소속의 노화 연구소에서 사람과 가장 비슷한 원숭이를 대상으로 실험하고 있다. 가장 최근에 나온 소식으로는 장수유전자인 시르투인(Sirtuin)의 스위치를 켜기 위해서도 소식과 운동을 해야 하는 것으로 나와 있다.

소식을 하기 위해서는 몇 가지 요령이 필요하다.

1. 크기가 적은 그릇을 준비한다. 용량을 20% 줄인 그릇을 준비하면 평상시의 80%만 먹겠다는 뜻이고 40% 줄인 그릇이라면 자동적으로

60%만 먹게 된다. 《1일 1식》의 저자인 나구모 요시노리도 '캐릭터 그림이 그려져 있는 어린이용 식기'를 준비하는 것이 소식의 시작이라고 한다. 이와 같은 그릇을 준비한 다음 편의점 도시락을 먹을 경우에도 여기에 옮겨 담고 남은 것은 버리도록 하고 있다.

　2. 식사 시간은 30분이 넘도록 한다. 이것은 2가지 의미에서 좋다. 우선, 음식을 빨리 먹으면 에너지가 많이 필요하다. 에너지가 많이 필요하면 활성 산소가 많이 발생하니 노화가 촉진된다. 둘째, 만복 호르몬이 나오는 데는 30분 정도가 걸린다. 이 호르몬이 나와야만 뇌는 배가 찼다고 느끼는데 이보다 빨리 먹으면 배가 찬 것을 모르고 계속 먹게 된다.

　3. 음식을 꼭꼭 씹는다. 30회 아니 그보다 오래 씹어 음식물이 죽처럼 되었을 때 삼키는 것이 좋다.

궁금해요

단식의 요령

인간은 살아오면서 음식이 풍부할 때도 있었지만 부족할 때도 있었다. 부족할 때는 부족한 대로 음식(食)을 끊고(斷) 살았을 텐데, 이렇게 음식을 끊고 살면 배가 고파서 나쁠 것 같지만 몸에는 좋다는 과학적인 연구가 있다.

솔크 생물학 연구소의 과학자들은 두 집단의 쥐에게 고지방 식단의 먹이를 동일하게 섭취하게 했다. 다만 첫 번째 집단의 쥐들은 먹고 싶을 때마다 언제든 조금씩 먹을 수 있고, 두 번째 집단의 쥐들은 하루 중 정해진 8시간 동안에만 먹을 수 있었다. 이는 두 번째 집단의 쥐들이 하루 중 16시간 동안 비자발적인 단식을 했음을 의미한다. 100일이 지나자 두 집단 사이에 극적인 변화가 일어났다. 고지방 식단의 먹이를 먹고 싶을 때마다 먹었던 쥐들은 콜레스테롤과 혈당치가 올라가고 간 손상이 발생했다. 반면 하루에 16시간 동안 비자발적인 단식을 했던 쥐들은 동일한 양과 질의 먹이를 섭취했음에도 체중 증가 폭이 28%나 적었고, 간 손상도 훨씬 경미했다. 그뿐 아니라 만성 염증도 덜했는데 이는 심장질환이나 암, 뇌졸중, 알츠하이머와 같은 다양한 질병의 위험이 줄었음을 의미한다.

솔크 생물학 연구소 과학자들의 설명에 따르면 인간의 몸은 음식물을 섭취하는 내내 인슐린 수치가 올라가고 체내에 지방을 저장하는 시스템을 유지한다. 단식 후 몇 시간이 지나서야 지방저장 메커니즘을 끄고 지방연소 메커니즘을 가동할 수 있다. 따라서 첫 번째 집단의 쥐들처럼 음식을 조금씩 섭취하면 신체가 끊임없이 지방을 만들고 저장하게 된다. 그리고 이는 비만과 간 손상으로 이어진다.

그러면 어떻게 단식하는 것이 가장 과학적이면서 쉬울까? 필자는 '5:2 다이어트' 혹은 '간헐적 단식'을 추천한다. 5:2는 말 그대로 5일은 지금 평상시 식단으로 식사를 하고 2일은 평상시 식단의 4분의 1만 먹는 것이다. 예를 들어보자. 월, 목 혹은 화, 금을 단식일로 정한 사람은 나머지 요일에는 기존의 방법대로 식사를 한다. 단, 단식일만 기존 식단의 4분의 1만 먹는 것이다. 남자는 600칼로리, 여자는 500칼로리를 권한다.

- 월, 목이 단식일인 사람이 월요일에 회식날짜가 겹치면 화, 목으로 단식일을 바꾸면 된다.
- 단식일 식단에 대해서는 칼로리는 적으면서도 포만감이 드는 것으로 자신만의 레시피를 가지고 있는 것이 좋다.
- 단식일에 500칼로리(남자는 600칼로리)를 한 번에 먹는 것이 더 좋으나 개인 사정에 맞추어 아침, 저녁으로 나누어 먹어도 된다.
- 단식일에 적게 먹으니 비단식일에는 많이 먹을 것 같다. 실험 결과는 그렇

지 않은 것으로 나와 있다. 단식 다음날에는 평소 식사량의 175%를 먹을 것으로 예상했으나 실제는 평소 식사량을 조금 넘긴 110%를 먹었다.

- 보통 10주 정도 하면 3~5kg의 체중 감량을 기대할 수 있다. 더 빠른 체중 감량을 위해 4:3 단식을 하는 경우가 있으나 힘이 들어 오래 할 수가 없다. 빠진 체중을 유지하기 위하여 6:1 단식을 할 수는 있다.

부항의 효능과 주의사항

《대부2》,《마농의 샘》,《희랍인 조르바》 그리고《부러진 화살》이라는 영화의 공통점? 영화광이라도 이 질문에 답하기는 어려울 텐데 모두 부항 뜨는 장면이 나온다는 것이다. 그럼 이 영화의 두 번째 공통점은? 이 질문 역시 답하기가 쉽지 않을 텐데 한의사가 나오지 않는다는 것이다.

부항은 한의원에서 뜨기 때문에 부항 요법을 한의학만의 진료 영역이라고 생각하는 사람이 많다. 물론 2200여 년 전에 쓰인《마왕퇴백서》에서 '각법(角法)'이라고 하여 부항을 소개하고 있는 것을 보면 부항 요법이 한의학의 진료 영역인 것은 틀린 이야기가 아니다. 하지만 이집트 벽화에도 부항 뜨는 것이 나오고, 짐승 뿔로 만든 고대 유물(부항)이 아프리카에서도 출토된다. 이것을 보면 부항 요법은 아주 오랜 옛날부터 자연 발생적으로 생겨난 '자연 치료 요법'으로 보는 것이 맞을 것이다.

현대 의학에서도 부항 요법은 인기가 있는 치료법이었다. 의학의 아버지라고 하는 히포크라테스도 부항을 이용하여 질병을 치료했다고 한다. 생리불순은 가슴 부위에, 월경 과다증에는 대퇴부와 가슴 아래쪽에 부항을 떠서 고친 기록이 있다. 서양에서는 부항 요법이 19세기까지도 계속 유지가 되었다. 20세기에 들어와 원시적이고 비과학적이라는 이유를 들어 기피하고 있으나 유럽 몇몇 지역에서는 민간요법 형태로 아직도 부항을 뜨고 있다. 위의 영화들에서 부항을 뜨는 사람들이 모두 전문의가 아니고 일반인인 이유가 여기에 있다.

부항의 효과를 보는 증상에는 어떤 것이 있을까?

첫째, 목이 안 돌아가거나 어깨 또는 허리가 아플 때 아픈 부위에 부항을 뜨면 도움이 된다. 또한 아픈 부위의 반대편에 있는 곤륜혈(崑崙血)을 은단침 등으로 같이 자극해주면 좋다. 곤륜산은 산해경에 나오는 전설의 산 이름으로, 서 있을 때는 어깨 부위, 누워 있을 때는 등뼈 옆으로 도톰하게 올라오는 부위가 산에 해당한다.

둘째, 혈액순환이 안 될 때 좋다. 오랫동안 병상에 누워 있는 환자의

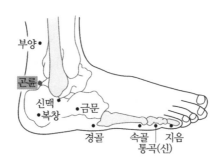

경우 혈액순환이 안 되서 욕창이 생긴다. 욕창이 생기지 말라고 매트 등 여러 가지 방법을 쓰는데 이럴 때 정기적으로 등에 부항을 떠주면 욕창 예방에 도움이 된다. 부항이 겁나거나 어렵다고 여겨진다면 환자를 잘 주물러 주는 것이 곧 부항이다.

셋째, 같은 이유로 등 안선(방광경 1선)과 등 바깥선(방광경 2선)에 정기적으로 부항을 뜨기도 하는데, 이를 일컬어 '장수 부항'이라고 한다. 이것 역시 혈액순환을 도와주기 때문인데 거동이 불편해서 운동을 잘 할 수 없을 때 좋다.

부항이 좋다고 해도 부항을 뜰 때 주의할 점이 있다.

될 수 있으면 피를 빼지 말아야 한다

우리나라 사람은 꼭 피를 봐야만 직성이 풀리는 경향이 있다. 부항 하

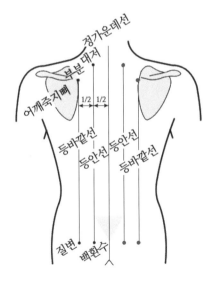

면 피를 빼는 것이라고 알고 있는 사람이 많다. 그러나 부항을 써야 할 증상 10가지 중에 하나 정도만 피를 빼고, 아홉은 피를 빼지 않아야 한다. 앞에서 소개한 영화에서도 피를 빼지 않는 건부항이 나오는 이유다.

부항의 개수는 10개를 넘지 않는다

부항을 많이 뜨면 빨리 나을 것이라는 건 오해다. 바둑의 맥(脈)이랄 수 있는 급소를 찾으면 부항을 1~2개 뜨고도 아픈 증상이 좋아진다. 급소를 찾기 위해서는 경혈과 경락에 대한 공부를 해두면 도움이 된다.

한의사들이 일반인과 다른 것은 혈자리(경혈)와 혈자리의 계통(경락)에 대해서 잘 알고 있다는 것이다. 그런데 일반인도 쉽게 알 수 있는 혈자리가 있는데, 당나라 때 활동했던 약왕(藥王) 손사막은 이곳을 아시혈(阿是穴)이라고 이름 붙였다. 아(阿)는 '아!' 하는 감탄사이고 시(是)는 '거기!' 하는 지시 대명사이다. 치료하는 사람이 아픈 사람의 등이나 허리를 눌러 보았을 때 아픈 사람이 '아! 거기' 하는 곳이 바로 아시혈이다. 즉 눌러봐서 평소보다 아프면 그 자리가 모두 아시혈인 것이다.

찾기 쉬운 만큼 주의가 필요하다. 소 닭 보듯 건성으로 대처하면 모든 자리가 아시혈이다. 그래서 뜰 필요가 없는 곳까지도 부항을 뜨게 된다. 그렇게 되면 정작 아픈 곳의 통증뿐만 아니라 쓸모없는 자리에 부항을 뜨면서 느끼는 통증까지 같이 견뎌 내야 한다.

부항 뜨는 시간은 3~5분 정도가 적당하다

가끔 부항을 30분 이상 오랫동안 뜨는 사람이 있다. 이런 경우 피부에 물집이 많이 생긴다. 간혹 발포(發泡)요법이라고 해서 일부러 물집 내는 것을 목적으로 하는 치료법도 있으나 일반인에게는 위험할 수 있다.

부항을 뜨면 몸에서 안 좋은 부분은 탁한 색이 나온다

색이 진하게 나올수록 그 부위가 더 안 좋다는 신호다. 탁한 색이 없어질 때쯤 다시 부항을 뜨면 예전보다 엷은 색을 띤다. 몸이 좋아졌다는 뜻이다. 피가 부족해서 순환이 안 될 때는 부항을 떠도 탁한 색이 나오지 않는다. 이럴 때는 부항보다 잘 먹는 것이 필요하다.

식전, 운동 전, 목욕 전에 부항을 뜨는 것이 좋다

식후, 운동 후, 목욕 후에 부황을 뜨는 것보다 더 효과가 있다. 생리 전이나 후에는 부항을 자제하는 것이 좋다.

궁금해요

어깨통증이나 허리통증을 완화하는 방법은?

침낭에서 잠자기를 권한다. 침낭은 막혀 있어서 그 안에서 잠을 자면 몸이 따뜻해질 수밖에 없다. 몸이 따뜻하다는 것은 혈액순환이 잘된다는 것을 의미하니 어깨나 허리 아플 때 도움이 된다. 단, 밖에서 자는 캠핑족은 예외다. 디스크와 같은 기질적인 병변이 있을 경우에도 침낭에서 잠자기가 도움이 된다. 절대 해로운 방법이 아니니 한번 실천해보기를 바란다. 여러 번 강조했지만 평상시 이불을 잘 덮고 자거나 침낭에서 잠을 잔다면 혈액순환이 안 되서 고통받는 일이 줄어들 것이다.

어깨와 허리 양생법

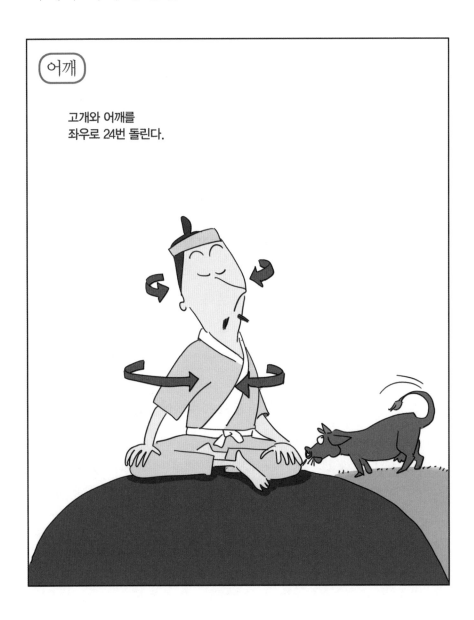

어깨

고개와 어깨를
좌우로 24번 돌린다.

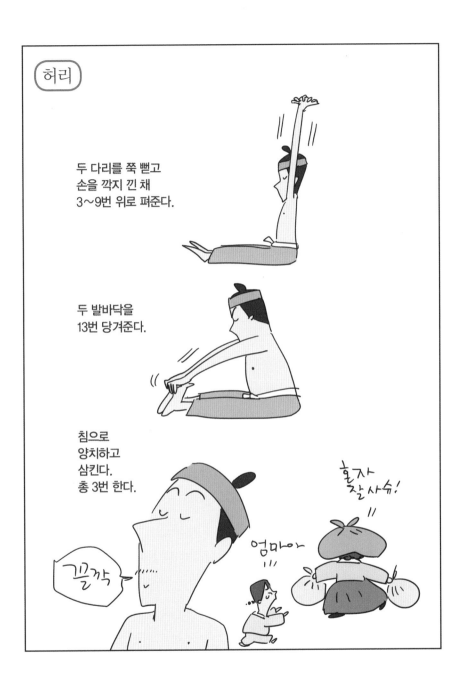

산삼을 찾아서

몇 년 전, 강남구 대모산에서 산삼 36뿌리를 캤다는 보도를 본 적이 있다. 그 후 많은 사람들에게 대모산은 혹시나 하며 오르고, 역시나 하며 내려가는 산이 되었다. 한 군데에서 36뿌리나 되는 산삼이 나온 것을 보면 그것은 누군가가 일부러 뿌린 것일 가능성이 높다. 그 이유는 주로 새들이 씨앗을 전파하는데 새들이 이렇게 한 곳에서 용변을 보는 경우는 극히 드물기 때문이다. 요즘은 산에서 자생하는 산삼이 없다고 해도 틀린 말은 아니다. 심는 사람은 없고, 보는 즉시 캐 가는 사람만 있으니, 사람이 접근하기 힘든 곳이 아니라면 산삼이 자리 잡고 살기가 힘들다.

그렇다면 지금 시중에 유통되고 있는 산삼의 정체는 무엇인가? 한 마디로 '인삼의 자식'이다. 산새들이 인삼의 빨간 열매('달'이라고 함, 꽃은 흰색)를 먹었다가 똥과 함께 씨앗을 산 속에 배설하는데 여기서 싹이 난 삼을 1대 야생삼이라 한다. 이 1대 야생삼은 그 부모인 인삼과 성질이 유사하여 몸통이나 싹대가 크다. 수명도 그의 부모를 닮아 최대 20년 전후로 짧다. 1대 야생삼의 열매에서 싹이 난 삼을 2대 야생삼이라 하는데 아직도 인삼의 성질을 많이 가지고 있다. 여기서 싹이 난 삼을 3대 야생삼이라 하는데 자연에서 자란 산삼과 그 형태나 성질이 심마니도 구별할 수 없을 정도로 유사해서 이 3대 야생삼부터 산삼으로 쳐준다. 미국으로 이민을 간 경우 이민 간 사람과 그 자식(1세대) 그리고 손자(2세대)까지는 그런대로 한국인 냄새가 나지만 손자의 자식(3세대)부터는 생각하고 행동하는 것이 미국인과 같은 이치이다.

인간이 자연을 정복했다면 굳이 산삼을 찾으러 다니거나 먹을 필요는 없을 것이다. 정복하지 못했기 때문에 아니 정복할 수 없기 때문에 여전히 산삼은 귀한 것이다. 한서심마니산삼협회의 홍영선 어인마니(심마니의 우두머리)의 실험 결과를 소개한다. 인삼묘삼 1년근 300뿌리를 밭에 심은 후 6년째부터는 화학 약품을 주지 않자 9년 만에 전멸했다. 화학 약품이 전혀 없는 산에서는 13년째 12뿌리가 생존하고 있었다. 또 재배삼 씨앗 1kg을 밭에 직파하여 화학 약품으로 관리한 삼은 9년 만에 전멸하였으며, 밭에 직파하여 방치한 삼은 많은 수가 생존하였고, 산에 직파한 삼은 아직도 생생하게 자라고 있다는 것이다.

사람들이 산삼에 대해 가장 궁금해 하는 내용은 어디로 가야 산삼을 볼 수 있냐는 것이다. 당연히 산에 가야 산삼을 캘 수 있는데 좀 더 심

산삼 잎은 5엽

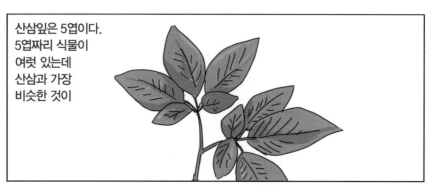

산삼잎은 5엽이다.
5엽짜리 식물이
여럿 있는데
산삼과 가장
비슷한 것이

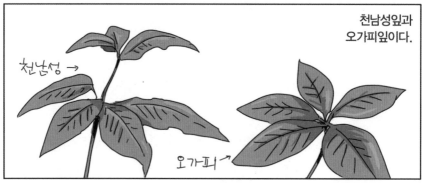

천남성잎과
오가피잎이다.

천남성 →

오가피↗

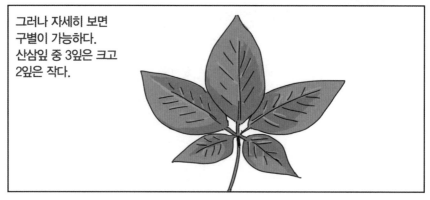

그러나 자세히 보면
구별이 가능하다.
산삼잎 중 3잎은 크고
2잎은 작다.

산삼은 싹이 난 첫해에 3엽이 먼저 난다.

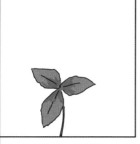
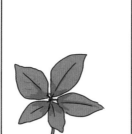

3엽: 1~3년
5엽: 2~12년
2구: 7~25년
3구: 13~35년
4구: 25~60년
5구: 35~100년
6구: 45~120년

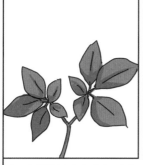
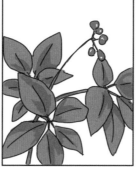
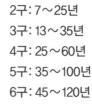

구: 5엽이 난 가지 수

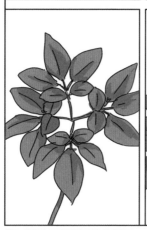
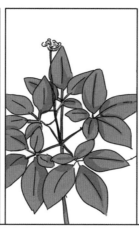
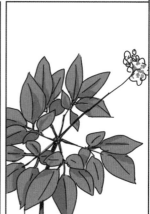

참고: 홍영선 《산삼감정기법》, 푸른향기

마니답게 설명을 해 보자.

첫째, 산삼은 인삼의 자식이기 때문에 반드시 가까운 곳에서 인삼을 재배한 흔적이 있어야 한다. 아니면 누군가 그 산에서 산삼을 캤다는 이야기가 있거나 가까운 마을 지명에 삼(蔘) 자가 들어간 곳이면 산삼을 볼 가능성이 높다.

둘째, 오래된 숲이 있어야 한다. 인삼 씨앗이 산으로 올라가 싹이 나는데 필요한 최소한의 시간은 2년이다. 산에 올라간 삼이 씨앗을 맺는 최소한의 시간은 4년이고, 1대 야생삼은 6년, 2대 야생삼은 8년, 3대 야생삼(지종 산삼)은 13년이다. 이것을 알고 숲이 형성된 시간을 알면 이 산에서 캘 수 있는 산삼의 종류와 수명이 대략 나온다. 25년 된 숲이 있다면 2년+6년+8년=16년이니 최대 9년생 지종(地種) 산삼을 캘 수 있다. 숲은 1년생 풀에서 다년생 초본 그리고 침엽수, 활엽수 형태로 변화해 간다. 그래서 침엽수만 있는 숲에서 캔 산삼이라면 어린 산삼일 것이다. 또 활엽수만 있는 곳에서는 들어오는 햇빛이 모두 차단되기 때문에 이곳에서 자란 산삼은 좋은 산삼이라 생각하지 않는다. 결론적으로 침엽수와 활엽수가 2:3 정도 있는 숲에서 가장 좋은 산삼을 발견할 수 있다.

셋째, 심마니들은 충남 서산에서 경북 봉화를 잇는 중부라인에서 해발 400~800m(평균600m)의 산을 즐겨 찾는다.

산을 이 잡듯 뒤지면 산삼을 발견할 수 있을지 모른다. 하지만 현실적으로 불가능하다. 다음 몇 가지 정도는 알고 산을 뒤지면 고생을 덜

수 있을 것이다.

1. 인삼 키우는 곳을 관찰하면 채광막을 북동쪽으로 조금 열어 놓고 설치한 것을 알 수 있다. 산삼도 이와 같은 환경을 좋아한다는 것인데 큰 나무 밑에 작은 나무가 있어 삼 잎에 햇빛이 직사광선으로 들어오지 않고 산란광으로 들어와야 한다는 뜻이다.

2. 산 아래에 있는 삼은 인삼과 가깝다. 그보다 약간 높은 곳에 1대 야생삼, 더 높은 곳에 2대 야생삼이 있다. 씨앗을 옮기는 주체가 새라는 것을 알면 쉽게 이해가 간다.

3. 산을 전체적으로 관망했을 때 물안개가 가장 늦게까지 남아 있는 곳에 있을 확률이 높다. 안개는 바람의 영향을 많이 받아서 바람이 세게 불면 빨리 없어지고 바람이 잔잔하면 오래 남아 있는 특징이 있다. 이 바람의 세기는 새에게도 영향을 미치니, 안정되고 아늑함을 느끼는 곳이 새들의 안식처이고 그 나무 밑에서 산삼을 발견하기가 쉽다.

4. 설해목이 있는 곳도 주의 깊게 살펴야 한다. 설해목은 눈이 나뭇가지에 쌓여 그 무게를 이기지 못하고 가지가 부러진 나무를 말한다. 눈이 쌓였다는 말은 바람이 잔잔하게 부는 곳이란 뜻이다.

5. 일자형 계곡보다 S자형 계곡에서 산삼을 발견할 확률이 더 높다. 역시 바람의 흐름도 일자형은 급한 반면 S자형은 완만하다.

6. 오래된 산벚나무 밑에서 발견할 가능성이 있다. 산벚 열매와 산삼 열매는 비슷하게 생겼다. 새들이 산벚 열매를 먹고 배설하는 장소와 산삼 열매를 먹고 배설하는 장소가 같다.

7. 산삼과 같은 조건에서 자라는 식물들이다. 이들이 있는 곳에 산삼

도 같이 있는 경우가 많다. 고비, 우산나물, 오가피, 두릅나무, 엄나무, 산초나무, 천남성, 백선, 산작약, 다래나무, 산담쟁이 등이다.

그렇다면 1, 2, 3대 야생삼과 산삼은 어떻게 구별할까? 야생삼의 잎이 긴 타원형이라면 산삼의 잎은 작은 원형이다. 꽃대의 길이는 상대적으로 산삼이 더 긴데, 이것은 야생삼과 산삼의 절대 길이에서 산삼의 꽃대가 길다는 뜻이 아니다. 보통 잎이 달린 상태에서 꽃대를 중간에 놓고 가지를 오므리면 꽃대가 가지보다 약간 길다. 야생삼은 약간의 차이가 있지만 산삼일 경우에는 두드러진 차이를 보인다. 광합성 작용을 하는 데 있어 잎의 크기는 중요하지만 누구의 도움 없이 자생하려면 불필요한 면적을 줄여야 하기 때문에 잎의 크기가 작은 편이다. 또한 번식하는 것이 목적인 꽃을 길게 내어 보임으로써 열매를 더 잘 맺겠다는 의지의 표현으로 보인다.

궁금해요

발견한 산삼은 어떻게 채취하는가?

심마니들은 제일 먼저 절을 한다. 미신이 아니라 좀 더 좋은 산삼이기를 바라는 마음의 표현일 뿐이다. 다음에 주변을 정리한다. 싹대를 붙잡고 싹대 주변의 흙을 조금씩 들어내어 뇌두를 관찰한다. 뇌두가 생각보다 많고 길면 싹대 가까운 곳에 지지대를 세운다. 뿌리를 캘 때 싹대가 넘어지면 뇌두가 끊어지거나 잔뿌리에 흠이 생길 수 있다. 때문에 싹대를 지지대에 잘 고정한다. 이제부터 뇌두에서 몸통을 향하여 조심스럽게 흙을 들어내는데 금속성이 아닌 것으로 한다. 나무칼이 가장 좋은데 없으면 나뭇가지 꺾은 것으로 해도 괜찮다. 금속으로 몸통이나 뿌리에 상처가 나면 가장 먼저 그 부위부터 상하기 때문이다. 심마니들은 대붓을 가지고 다니며 산삼을 털어가면서 캐기도 하는데 아주 조심스럽게 캐라는 뜻이다.

캔 산삼은 산삼통에 넣어 오는데 없을 때는 물에 적신 신문지에 곱게 싸서 가져온다. 마지막으로 산삼을 캔 장소를 다른 사람이 눈치채지 못하도록 주변을 다시 정리한다.

산삼 감정법

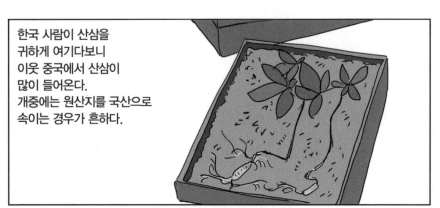

한국 사람이 산삼을
귀하게 여기다보니
이웃 중국에서 산삼이
많이 들어온다.
개중에는 원산지를 국산으로
속이는 경우가 흔하다.

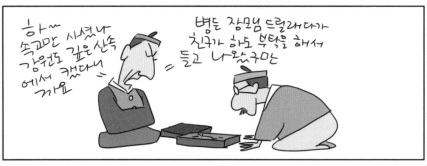

하~
속고만 사셨나
강원도 깊은 산속
에서 캤다니
까요

병든 장모님 드릴래다가
친구가 하도 부탁을 해서
들고 나왔구만

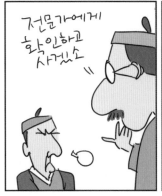

전문가에게
확인하고
사겠소

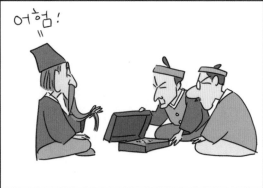

어험!

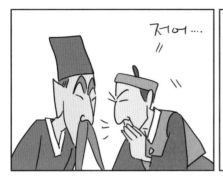

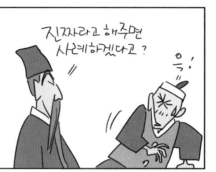

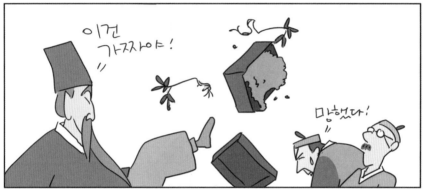

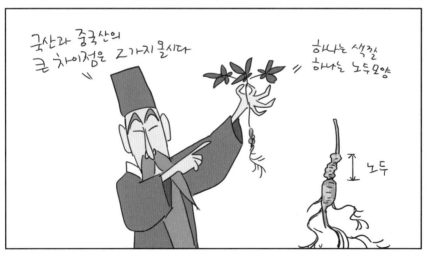

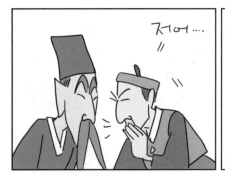

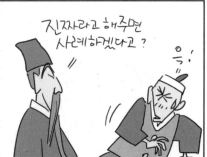

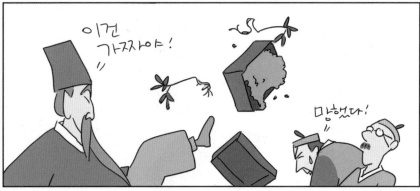

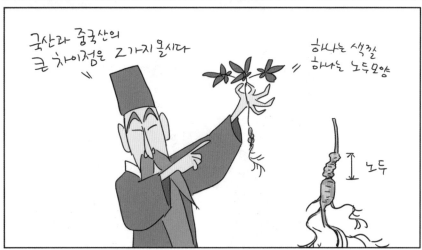

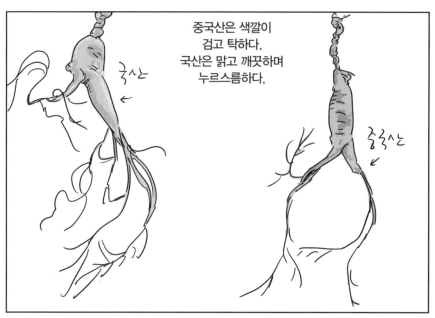

중국산은 색깔이
검고 탁하다.
국산은 맑고 깨끗하며
누르스름하다.

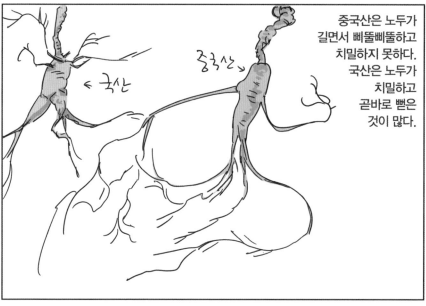

중국산은 노두가
길면서 삐뚤삐뚤하고
치밀하지 못하다.
국산은 노두가
치밀하고
곧바로 뻗은
것이 많다.

호흡, 건강하게 숨쉬기

　물이나 음식은 2~3일을 섭취하지 않아도 생명에 지장이 없지만, 숨은 5분만 쉬지 않아도 목숨이 위태롭다. 그래서 건강과 관련된 많은 단체에서는 숨 쉬는 것을 대단히 중요하게 생각하고 있는데, 대부분의 단체에서는 '단전호흡'을 기본으로 하고 있다. 단 세부적인 내용은 조금씩 다른데, 단체를 만든 사람의 숨 쉬는 경험이 제각각이기 때문이다.

　현대 의학에서는 호흡을 '산소를 들이마시고 이산화탄소를 내보내는 가스 교환을 통하여 생물들이 유기물을 분해하여 생활에 필요한 에너지를 만드는 작용'이라고 설명한다. 또한 미국 생명공학정보센터(National Center for Biotechnology Information)에서는 '건강한 사람은 몸속 에너지의 93%를 호흡을 통해서 만든다. 우리 몸속의 노폐물 중에 약 70%가 호흡을 통해서 배출된다. 그런데도 나쁜 호흡 습관을 지닌 사람이 84%나 된다.'라고 하였다.

한의학에서도 비슷한 설명을 하고 있는데, 천지(天地)의 정기(精氣)가 들어오고(入) 나가는(出)것을 호흡(呼吸)이라고 하면서 이 호흡으로 말미암아 우리 몸의 기가 법도에 맞게 움직인다(氣以度行)고 했다. 곧 태양이 법도에 맞게 동쪽에서 떠서 서쪽으로 지듯이, 우리 몸의 기(氣)도 법도에 맞게 움직이기 위해서는 호흡을 잘해야 한다는 말이다. 또한 토고(吐故) 납신(納新)이라고 하여 묵은 것을 토해내고 새로운 것을 받아들인다고 했으니, 우리 몸을 새롭게 하고 또 매일 새롭게 하는 일등 공신은 다름 아닌 숨쉬기 곧 호흡이라 할 수 있다.

먹는 것보다 더 중요한 숨쉬기를 잘 하기 위해서는 심(深), 장(長), 세(細), 균(均) 이 4가지를 항상 기억해야 한다.

첫째, 숨은 깊이(深) 쉬어야 한다. 갓난 아이를 보면 아랫배를 움직여 숨을 쉰다. 그런데 여러분은 가슴을 움직여 숨을 쉴 것이다. 이것을 확인하기 위해서는 한 손은 가슴에, 또 한 손은 아랫배에 얹고 깊은 호흡을 해 보면 금방 알 수 있다. 나이가 든 사람일수록 가슴 쪽 손을 더 많이 움직이는데 이것이 가슴 호흡을 하고 있다는 증거이다.

호흡을 하는데 있어 가장 중요한 근육은 횡격막이다. 횡격막은 돔(dome)모양으로 폐가 속한 윗부분과 내장이 들어 있는 아랫부분을 구분하는 근육이다. 이 횡격막이 위아래로 움직여 숨이 나가고 들어오며 호흡이 이루어진다. 그런데 이 횡격막은 아랫배 근육(이 둘을 합하여 '호흡근'이라 부름)에 의하여 조절이 된다. 아랫배를 밖으로 내밀면 횡격막이 아래로 내려와서 폐의 부피가 늘어나 공기가 많이 들어간다.

오래 사는 사람의 호흡법

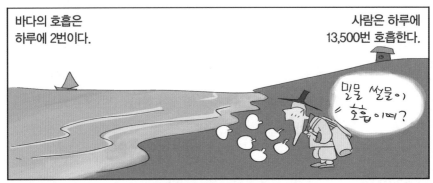

바다의 호흡은
하루에 2번이다.

사람은 하루에
13,500번 호흡한다.

밀물 썰물이
= 호흡이며?

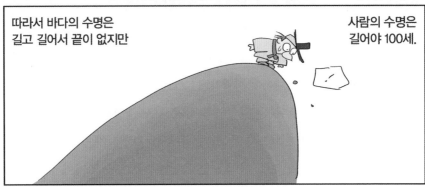

따라서 바다의 수명은
길고 길어서 끝이 없지만

사람의 수명은
길어야 100세.

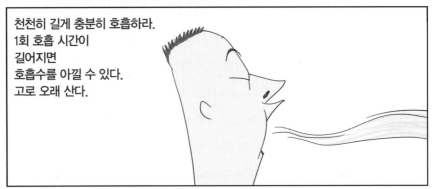

천천히 길게 충분히 호흡하라.
1회 호흡 시간이
길어지면
호흡수를 아낄 수 있다.
고로 오래 산다.

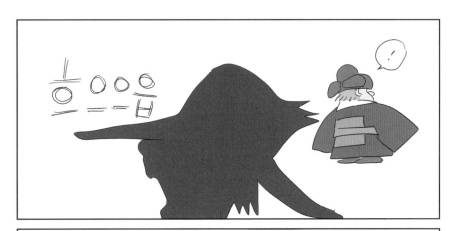

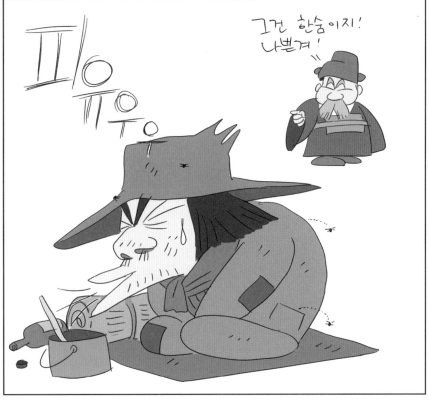

이것을 미국 폐 협회(The American Lung Association)에서는 '횡경막의 움직임을 아래쪽으로 조금만 더 내리면, 복부에 있는 내장 기관에 좋은 영향을 줄 뿐만 아니라, 폐가 받아들이는 공기의 양도 크게 증가한다. 횡격막을 1cm 아래로 내리면 폐가 받아들이는 공기의 양은 250~300cc 늘어난다. 깊은 호흡을 하는 사람들은 횡격막을 4cm 더 내릴 수 있다. 그들은 호흡할 때마다 공기를 1,000cc 이상을 더 마실 수 있다는 뜻이다.'라고 하였다.

여기서 말하는 아랫배가 한의학에서 말하는 단전(丹田)이라는 것은 이야기하지 않아도 알 것이다. 《동의보감》은 여기서 한발 더 나아가 단전을 부풀려 숨을 들이마시되 발뒤꿈치까지 채운다는 느낌으로 조금 더 들이마시고, 단전을 수축하여 숨을 내뿜되 발뒤꿈치에 남아 있는 숨마저도 뿜어 버린다는 생각으로 호흡을 한다고 하여 '보통 사람은 목구멍으로 하지만 진인(眞人)은 발뒤꿈치로 호흡을 한다.'고 하였다.

둘째, 숨은 길게(長) 쉬어야 한다. 숨을 한 번 마시고 내쉬는데 걸리는 시간은 개가 0.6~0.7초, 사람은 4~5초, 거북은 20~30초인데, 개의 수명은 10~15년, 사람은 80~100년, 거북은 250~300년이다. 숨을 길게 쉴수록 오래 산다는 것을 알 수 있는데, 《동의보감》에서도 '바다의 밀물과 썰물은 천지가 숨을 쉬는 것인데, 밤낮으로 두 번씩 숨을 들이쉬고 내쉴 뿐이다. 그런데 사람은 밤낮으로 13,500번의 숨을 쉰다. 그러므로 천지의 수명은 유구하여 끝이 없고 사람의 수명은 기껏해야 백 살을 채우지 못하는 것이다.'고 하였다.

그런데 우리는 여기서 사람의 호흡 수가 13,500번이라는 데에 주목해야 한다. 13,500을 하루 24(시간)으로 나누면 562.5, 이것을 다시 60(분)으로 나누면 9.375가 나오니 1분에 숨 쉬는 횟수는 10번 남짓인 것이다. 그런데 현대인들은 1분 동안에 12~15번, 하루에 약 20,000번의 호흡을 하고 있다. 어느 것이 법도에 맞는 호흡수인지는 여기서 정할 수 없지만 '숨을 천천히 길게 쉬면 우리 몸의 이완 반응을 주도하는 부교감신경을 자극해, 일상에서 받는 스트레스가 줄고 마음이 안정된다. 그러나 숨을 빨리 쉬면 혈중 이산화탄소의 농도가 지나치게 낮아져 혈관이 수축하고, 몸과 뇌에 보내는 산소의 양이 줄면서 건강을 해쳐 수명을 단축하는 요인으로 작용한다.'는 것은 의학적으로도 입증이 되고 있다.

숨을 길게 쉬는 가장 좋은 방법은 자신의 호흡을 의식하는 것이다. 한번 따라 해 보자. 자신의 숨결을 생각하면서 5초 동안 천천히 숨을 마신다. 다음으로 5초 동안 천천히 숨을 내쉰다. 시계를 보고 하는 것이 아니라 마음속으로 하나, 둘, 셋, 넷, 다섯을 세면서 하는 것이다. 이렇게 단 5분만 따라 해도 가슴이 후련하고 마음이 편안해지면서 몸이 이완되며 편안해지는 것을 느낄 수 있을 것이다. 5초 동안 잘 되면 6초로, 6초 동안 잘 되면 7초로 자꾸 늘려가며 연습하면 된다.

역기를 들 때는 숨을 한번 크게 들이마신 다음에 숨을 멈추고 역기를 들어올린다. 마음이 답답할 때는 자기도 모르게 한숨이 나온다. 이것은 들숨과 날숨이 정 반대의 성질을 가지고 있다는 것을 말해 주는데, 들숨에는 흥분시키는 교감신경이 날숨에는 진정시키는 부교감신경이 작용한다. 이 사실을 알고 있으면 기운이 필요하고 힘을 내는 것이 필요할 때는 들숨을 조금 더 오래 하고, 긴장을 풀게 하고 잠이 들고 싶을 때는 날숨을 조금 더 많이 쉬는 등으로 응용할 수 있을 것이다.

셋째, 숨은 가늘고(細) 규칙(均)적으로 쉬어야 한다. 사실 이 2가지는 숨을 깊이, 그리고 길게 쉬기 위해서는 반드시 필요한 조건인데 《동의보감》에서는 어느 정도까지 가늘게 쉬어야 하는지 이야기하고 있다. '기러기 털을 콧구멍에 붙여 놓고도 전혀 움직이지 않을 정도'로 가늘게 쉬어야 한다.

오래 산을 탄 사람을 보면 정상에 도달할 때까지도 그 호흡이 거칠지 않고 마치 평지를 걷듯이 그 숨이 가늘고 규칙적이다. 조용히 앉아 있을 때뿐만 아니라 이렇게 높은 산을 탈 때도 항상 가늘고 규칙적으로 숨을 쉴 수 있는 사람이 건강하다는 것은 더는 설명이 필요하지 않을 것 같다.

말 못할 고민, 변비의 해결법

한 번이라도 변비로 고생한 적이 있는 사람은 매일 일정한 시간 화장실에 가서 '쾌변'을 보는 것이 얼마나 행복한지 실감한다.

정상적인 배변이란 하루 3회 이하이고 주 3회 이상 대변을 몸 밖으로 배출하는 것을 말한다. 즉, 변을 주 2회 이내로 보는 경우는 변비에 해당한다. 하지만 횟수에 상관없이 변이 너무 딱딱하게 굳어서 무리하게 힘을 줘야 하거나, 변을 보고 나서도 시원하지 않고 뭔가 남아 있는 느낌이 들거나 하는 경우도 변비에 해당한다.

《동의보감》을 뒤져보면 설사나 이질에 비해 변비를 다룬 분량이 매우 적다. 이유는 간단하다. 당시의 먹거리는 '거친 음식'이었기 때문에 변비로 고생하는 사람이 적었던 것이다. 여기서 말하는 '거친 음식'을 현대적으로 해석하면 '식이섬유가 풍부한 음식'을 뜻한다.

변비가 있는 사람은 육류 위주의 식단보다는 식이섬유가 풍부한 음식을 많이 섭취해야 한다. 변비 증상을 개선하는 데는 식이섬유 섭취가 무엇보다 중요하다. 변비가 있는 사람이 식이섬유를 먹으면 변의 양을 증가시키고 부드럽게 하며, 대장 활동을 촉진시켜 배변이 원활하게 해준다. 참고로 과일류, 해조류, 채소류에 식이섬유가 풍부하다.

이렇듯 변비 환자를 위한 음식에 절대로 빠지지 않는 식이섬유는 1971년 이전만 하더라도 영양학적으로 아무런 가치가 없는 물질로 여겨졌다. 그러나 제2차 세계대전 당시 아프리카에서 의료 활동을 하던 영국인 의사 데니스 버키트(Dennis Burkitt)에 의해 식이섬유의 중요성이 부각된다.

당시 선진국에서는 소위 '문명병'이라 불리는 심장병, 당뇨병, 담석증, 대장암, 변비 등의 질환에 걸린 사람들이 많았는데 아프리카 원주민에게서는 이와 같은 질환을 거의 찾아볼 수 없었다. 그 원인을 조사하기 시작한 버키트는 이들 원주민의 식사에는 식이섬유가 많이 함유되어 있다는 것을 관찰하였고, 고섬유 식이가 문명병을 예방하는 것으로 추론해 '식이섬유 가설'을 주장한다. 그는 실제 역학조사를 실시한 결과 아프리카 사람들이 매일 30~50g의 식이섬유를 섭취하는 데 비해 영국인은 불과 3~5g밖에 섭취하지 않는다는 사실을 밝혀냈다. 다시 말해 이 둘의 차이는 환경조건이나 유전적인 것이 아니라 식생활의 차이때문이라는 것이다.

이후 식이섬유의 보건 효과에 대한 다양한 연구가 활발하게 진행된 결과 식이섬유는 인체에 중요한 기능을 발휘하는 것으로 밝혀졌으며 제6의 영양소로 주목받고 있다.

똥, 즉 변을 의미하는 한자 '분(糞)'은 쌀 '미(米)' 자에 다를 '이(異)' 자가 겹쳐진 글자로, '쌀의 달라진 모습'을 의미한다. 다시 말해 변에 문제가 있을 때는 그 어떤 약물을 찾기보다 가장 먼저 주(主)가 되는 음식(食)에서 해결책을 찾아야 한다는 뜻이다. 우리나라의 경우 쌀이 주식이다. 그래서 변비로 고생하는 사람이라면 흰쌀밥 대신 현미로 밥을 해먹을 것을 권한다.

현미는 벼의 도정 과정에서 맨 바깥 껍질인 왕겨만 벗겨낸 쌀을 말하는데 누런색 또는 검푸른 색깔을 띤다. 이 색깔 있는 부분이 쌀의 속껍질로, 여기에 식이섬유가 많이 들어 있다. 그래서 변비 해결에 탁월한 효과가 있다.

다만 현미밥을 해먹을 때 유의해야 할 점은 식이섬유의 함유량이 높다 보니, 현미의 비율이 높아지면 오히려 소화되지 않은 식이섬유로 인해 문제가 발생할 수 있다는 것이다. 이런 현미밥의 부작용을 피하기 위해서는 다음과 같은 방법을 권한다.

첫째, 단계별로 식사를 한다. 처음 두 달은 7분도미(속껍질을 7번 벗겨낸 것), 그 다음 두 달은 5분도미(속껍질을 5번 벗겨낸 것), 맨 마지막 두 달은 현미로 밥을 해서 먹는 식이다. 소화 기능이 떨어지는 사람 중에는 어린이들이 빠질 수가 없는데, 100% 현미밥을 먹기 위해서는 적어도 6세 이후가 적당하다. 그전에는 백미에 현미를 아주 조금 섞어 먹는 것이 좋다.

둘째, 방앗간에서 속껍질 벗기는 일을 입 안에서 한다. 즉 속껍질이

으깨질 정도로 40회 이상 꼭꼭 씹어서 먹으면 식이섬유가 잘게 분해되어 훨씬 쉽게 소화시킬 수 있다. 76세에 죽은 도쿠가와 이에야스의 건강 10훈 중 첫 번째가 '한입에 48번 씹기'였다고 한다.

셋째, 싹이 트는 과정에서 껍질이 물러지는 발아현미로 시작한다. 싹이 트면서 좋은 영양소들이 더 많이 합성되고 생성되기 때문에 그냥 현미를 먹는 것보다 발아현미를 먹는 것이 건강에 더욱 유익하다. 또 발아현미는 현미의 거친 식감이 사라져 먹기도 좋고 소화도 잘 된다.

약을 먹어도 변비가 나아질 기미가 보이지 않는다면, 콩에 주목하자. 예로부터 콩을 일컬어 '혈관의 청소부', '대장의 청소부'라고 했다. 콩에는 20% 이상의 식이섬유가 들어 있는데, 하루에 필요한 식이섬유의 양이 20~25g이라고 하므로 콩을 꾸준히 먹으면 쾌변의 기쁨을 경험할 수 있다.

오곡 중 변의 부피를 가장 많이 늘려주고 부드럽게 하는 것이 콩이다. 말린 전체 분량에서 식이섬유가 차지하는 비율을 각각 살펴보면 현미 3.16%, 조 5.44%, 통밀 11.88%, 보리 20.75% 인데 비해 강낭콩 20.91%, 녹두 20.72%, 검정콩 23.24%, 노란 콩 23.25%이다. 두유나 두부를 만들고 남은 콩비지의 경우는 65.76%가 식이섬유라고 하니 놀랄 만한 수치다. 저녁 식사로 콩비지를 먹으면 먹은 양의 대부분이 아침에 변으로 나오니 속이 얼마나 시원한지 모른다. 경험해 보지 않은 사람은 그 느낌을 알 수 없다.

하지만 현미와 마찬가지로 콩도 식이섬유의 함유량이 높다 보니 소화가 잘 되지 않는다는 문제점이 있다. 이럴 때 방법이 있는데 바로 '발효'다. 발효 과정을 거치면 식이섬유를 분해할 수 있는 유산균이 많이 생성되기 때문에 소화를 원활하게 해준다. 그러므로 콩을 먹고 나면 가스가 차거나 소화가 잘 안 되는 사람은 된장이나 청국장으로 대체해서 먹는 것을 추천한다.

《동의보감》을 보면 이런 구절이 나온다. "장(醬)은 열을 없애고, 답답하고 그득한 것을 다스린다. (중략) 장(醬)은 오장을 편안하게 하기 때문에 옛날부터 성인(聖人)들이 먹지 않을 수 없었다."

변비는 대표적인 속병이다. 《동의보감》에서는 변비에 좋은 약재로 장엽대황을 꼽고 있다. 변비가 있을 때 과일로 해결하려고 하는 사람이 의외로 많다. 그런데 과일보다는 채소(菜蔬)가 더 좋다. '소(蔬)' 자는 소통(疏通)의 '소(疏)' 자 위에 풀 '초(艸)' 자를 더한 것으로 소통을 도와주는 풀을 의미한다.

과일로 즙을 내면 즙은 많이 나오지만 건더기가 별로 없다. 반면에 채소로 즙을 내면 즙은 별로 안 나오지만 건더기가 많이 나온다. 왜 그럴까? 과일에는 물에 녹는 수용성 식이섬유가 많은 반면 채소에는 물에 녹지 않는 불용성 식이섬유가 더 많이 들어 있기 때문이다. 물론 둘 다 식이섬유를 함유해 변비에 도움이 되지만, 소변으로 나갈 수 있는 수용성 식이섬유보다 불용성 식이섬유가 변비에는 효과가 더 있다. 앞서 콩의 발효식품 중에서 간장보다는 된장과 청국장을 추천한 것도 같은 이치다.

여기서 잠깐. 생채(生菜)와 숙채(熟菜, 나물) 중 어느 것이 변비에 더

변비에 탁월한 장엽대황

병은 안쪽의 병과
바깥쪽의 병이 있다.
즉 속병과 겉병이다.

아니
얼씨숭한
친구가…

음악을
너무 들었어

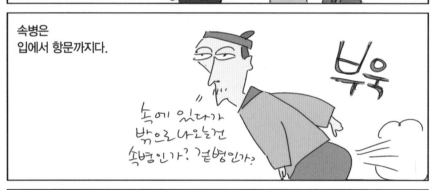

속병은
입에서 항문까지다.

속에 있다가
밖으로 나오는건
속병인가? 겉병인가?

부욱

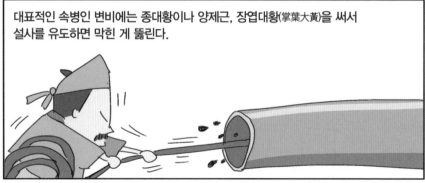

대표적인 속병인 변비에는 종대황이나 양제근, 장엽대황(掌葉大黃)을 써서
설사를 유도하면 막힌 게 뚫린다.

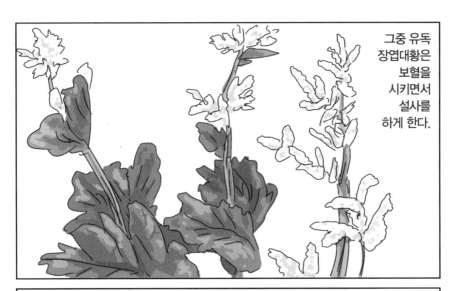

그중 유독
장엽대황은
보혈을
시키면서
설사를
하게 한다.

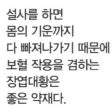

설사를 하면
몸의 기운까지
다 빠져나가기 때문에
보혈 작용을 겸하는
장엽대황은
좋은 약재다.

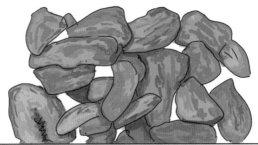

장엽대황은 3,000m 이상의 고원에서 자란다.
중국의 청해성, 감숙성, 티벳에 많이 있다.

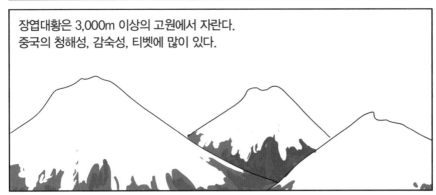

좋을까? 답은 숙채, 즉 나물이다. 생채는 차면서도(冷) 수분이 많이 함유되어 있어서 나물보다는 변비를 밀어내는 힘이 약하다. 또 나물은 고소한 맛을 내기 위하여 참기름이나 들기름을 함께 넣게 되는데 이것 또한 변비에 좋은 먹거리이다.

일본의 고오다 미쓰오(甲田光雄)는 《소식건강법》이라는 책에서 '한국 사람들은 항상 콩밥에 나물을 먹으니까 숙변(宿便, 오래된 변비)이 생기지 않는다'라고 했다.

변비가 있는 사람이라면 대장경의 반장 원혈인 천추혈과 삼초(三焦)경의 지구혈을 기억해두면 도움이 된다.

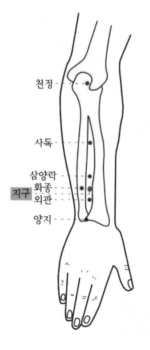

천추혈은 배꼽에서 양옆으로 2촌 되는 곳에 떨어져 있다. 배변과 관련된 질환을 치료하는 데 탁월한 효과를 발휘한다.

천추혈은 배꼽에서 양옆으로 2촌 되는 곳으로 대장에 직접 자극을 주어 설사, 이질, 변비 등 배변과 관련된 질환을 모두 치료할 수 있다. 삼초는 소통을 전담하는 곳으로 대변과 소변이 잘 나오지 않을 때 삼초경의 혈을 쓸 수 있다. 특히 대변이 잘 안 나올 때는 지구혈을 자극해주면 탁월한 효과를 발휘한다. 지구혈은 손바닥이 젖가슴을 향하게 한 후 손등 쪽 손목에

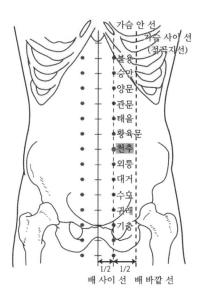

나타나는 가로무늬 정가운데(양지혈)로부터 팔꿈치에서 가장 튀어나온 뼈(주두)까지를 12등분 한 다음, 양지혈에서 3촌 되는 곳의 뼈와 뼈 사이를 말한다.

만성 변비에 시달리는 사람은 변을 보다가 항문이 찢어져서 피가 나오기도 한다. 이럴 때는 수구혈(인중혈)을 자극해 응급처치를 할 수 있다. 수구혈은 코밑에 움푹 패인 홈을 위아래 길이로 3등분하여 코 끝에서 3분의 1이 되는 곳이다. 위치상 수구혈은 은단침을 붙여두어도 떨어지기 쉬운 곳이라 잠들기 전에 은단침을 붙여두었다가 아침에 일어나면 떼는 방법이 낫다. 그러나 피가 지속적으로 나면 병원에 가서 정밀 검사를 해야 한다.

변비에 효과적인 차나 죽

변비에 효과적인 차로는 다시마차, 표고버섯차가 있고, 죽으로는 팥죽을 추천한다. 이를 만드는 법과 유의점을 소개한다.

1. 다시마차

1) 마른 다시마 5g 정도를 소금기는 닦아내고 잘게 썬다.

2) 물 200㎖를 끓인 다음 80℃도 정도로 식힌다.

3) 식힌 물을 다시마에 붓고 10분 정도 지나면 다시마차가 완성된다.

2. 표고버섯차

1) 표고버섯 4~5장을 잘게 썰거나 그대로 통으로 쓴다.

2) 물 400~500㎖를 끓인 다음 80℃ 정도로 식힌다.

3) 다시마차와 같은 방법으로 해서 마신다.

＊ 다시마차나 표고버섯차를 만드는 게 귀찮다면 보리(식이섬유 20.75%)차를 끓여 80℃ 정도로 식힌 다음에 다시마와 표고버섯을 넣어 마셔도 괜찮다.

3. 팥죽

1) 팥과 현미를 물에 12시간 정도 불려둔다.

2) 압력 밥솥에 불린 팥과 현미를 넣고 물을 넉넉히 부은 다음 센 불에 끓인다.

3) 압력 밥솥에서 삑 소리가 들리면 약한 불에 3~5분 정도 더 끓인다.

4) 기호에 따라 소금과 설탕으로 간을 한 후 먹는다.

＊ 동지 팥죽을 끓일 때처럼 찹쌀로 만든 새알을 넣어 먹으면 절대 안 된다. 찹쌀은 변비를 유발할 수 있기 때문이다.

트림과 딸꾹질을
멈추게 하는 법

어릴 적 필자가 속이 더부룩하고 체한 듯하면 할머니께서는 손을 달라고 하셨다. 할머니의 따뜻한 손으로 엄지와 검지 사이의 골을 누르며 등을 두드려주면 얼마 후 속이 편해졌다. 약손이 따로 없었다. 그때는 몰랐지만, 한의학을 공부하면서 할머니께서 누른 그 골이 소화불량을 치료하는 혈자리라는 것을 알게 되었다.

혈자리는 현대 의학에서 아직까지 그 실체를 밝히지 못한 한의학만의 독특한 세계다. 우리 몸에는 기(氣, 여기서 말하는 '기'는 아래에서 나오는 '기'를 포함하는 넓은 의미의 '기'를 일컫는다)를 싣고 다니는 버스가 있는데 그 버스가 다니는 길이 경락이고, 버스가 서는 정류장이 경혈, 즉 혈자리다. 요약하면 경락은 기가 흐르는 통로다. 혈액이 혈관을 따라 흐르고, 자극이 신경을 따라 전도되듯이, 기는 경락을 따라 흐른다.

기의 순환

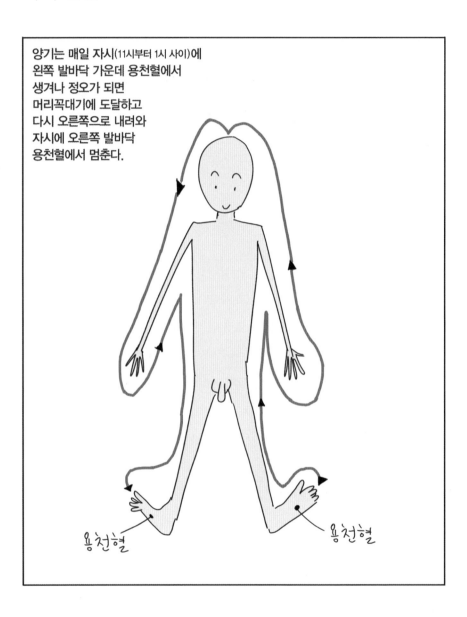

양기는 매일 자시(11시부터 1시 사이)에
왼쪽 발바닥 가운데 용천혈에서
생겨나 정오가 되면
머리꼭대기에 도달하고
다시 오른쪽으로 내려와
자시에 오른쪽 발바닥
용천혈에서 멈춘다.

용천혈

용천혈

위기(衛氣, 몸을 보호하는 기운)는 낮에 몸 밖을 25번,
밤에 몸 안을 25번, 하루에 50번을 돈다.
위기가 잘 돌아야 낮에는 나쁜 기운으로부터
몸을 보호할 수 있고
밤에는 편히 쉴 수 있다.

침의 원리는 경락에 흐르는 기를 조절하는 것이다. 그래서 한의사가 침을 놓을 때에 가장 먼저 고려하는 것이 바로 경락의 선택이다. 환자를 볼 때에는 통증 부위, 양상 등을 고려해 경락을 우선 선택한다. 소화기에 문제가 생겨 답답하고 아프면 비·위·대장 등과 연결된 경락을 우선 고려한다.

우리 몸에는 12개의 중요한 경락이 있다. 이 가운데 손에서 시작해서 손에서 끝나는 것이 각각 3개, 발에서 시작하고 끝나는 것도 마찬가지로 3개씩이다. 손발에서 시작되고 끝나지만 몸통과 머리 부위까지 촘촘하게 흐르는 것은 물론이다.

다리가 삐거나 부었을 때, 어깨가 아프고 팔을 들 수 없을 때 침을 맞으러 한의원을 많이 찾는다. 그런데 경락에 대해 알아두면 가벼운 타박상이나 통증의 경우 집에서도 간단하고 손쉽게 치료할 수 있다. 필자의 할머니가 그랬던 것처럼 말이다. 단, 침을 스스로 놓는 것은 위험할 수 있기 때문에, 침 대신 지압용으로 은단이나 작은 씨앗을 붙여두어도 효과를 볼 수 있다.

경락을 결정하고 나면 그 경락에서 어떤 혈자리를 취하느냐 하는 문제가 남는다. 소화기에 가장 많이 사용하는 혈자리는 합곡혈이다. 합곡혈은 대장경(大腸經)의 반장 원혈('탈모와 흰머리에 좋은 하수오' 편에서 반장 원혈에 대해 소개한 바 있다)이다. 손에 자리 잡고 있지만, 그 기능은 위와 대장의 기능을 조절하는 것이다.

참고로 필자의 할머니가 눌렀던 그 자리가 바로 합곡혈이다. 얼마 전 점심을 사 먹고 고속버스를 탄 적이 있다. 음식이 안 좋았는지 장에

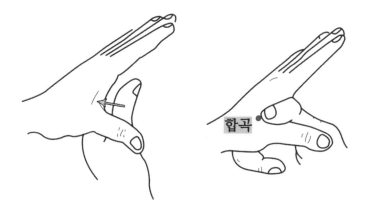

합곡

문제가 생겼다. 필자 때문에 차를 멈출 수도 없고 해서 열심히 합곡혈을 지압한 결과 별 탈 없이 목적지에 도착할 수 있었다. 고속버스에서 내릴 때에는 더부룩하던 속이 오히려 편안해졌다. 차만 타면 멀미하는 아이들의 경우 합곡혈에 은단을 붙이고 차를 타면 멀미를 예방할 수 있다.

누구나 한번쯤은 트림이나 딸꾹질이 멈추지 않아서 곤혹스러웠던 경험이 있을 것이다. 갑자기 트림이나 딸꾹질이 나는 이유는 무엇일까? 현대 의학에서는 트림의 원인과 관련하여 음식물을 섭취하거나 말을 하면서 공기가 함께 들어가 만들어진 배 속 가스 때문이라고 설명한다. 딸꾹질은 본인의 의지와 상관없이 횡경막 수축에 의해 음성기관이 닫혀 특이한 소리를 내는 것을 말한다. 한편《동의보감》에서는 트림과 딸꾹질을 기(氣)의 실조(失調, 조화나 균형을 잃음)로 보고 있다.

사람은 생기(生氣)를 들이마시고 사기(死氣)를 내쉬며 생명을 유지한다. 이는 기가 곧 호흡을 의미하기도 한다는 것이다. 이때 사람의 호흡을 주관하는 장기가 바로 '폐'다.

기의 실조로 발생하는 트림이나 딸꾹질은 폐를 다스리면 멈출 수 있다. 고로 폐의 반장 원혈인 태연혈을 자극하면 딸꾹질을 멈추는 데 좋다.

태연혈을 자극하면 트림과 딸꾹질을 멈추게 하는 데 효과적이다. 태연혈의 위치는 엄지손가락 쪽에 위치한 손목 안쪽 가로무늬의 끝에 있다.

태연혈은 맥(脈, 혈관)의 기운이 모두 만나는 맥회혈(脈會穴)이기도 해서 한의사들이 맥을 볼 때 반드시 만져보는 곳으로, 정상적인 상황에서도 태연혈을 세게 누르면 전기에 감전된 듯 짜릿한 느낌이 든다. 이를 보고 큰 병이 있는 것으로 착각하지 말기를 바란다.

트림 정도라면 이 태연혈을 자극하는 것만으로 바로 효과를 볼 수 있다. 하지만 좀 더 심각한 딸꾹질이라면 등에 있는 격수혈(膈兪穴)을 지압(또는 자극)해야 한다. 격(횡격막)에 직접 자극을 주기 때문에 딸꾹질 외에도 낙법을 잘못해서 숨이 막혔을 때나 체했을 때 두드려주면 트림이 나오면서 속이 편안해진다. 격수혈은 워낙 유명한 혈자리라서 이름은 몰랐어도 이를 통해 효과를 본 사람은 꽤 많다.

인터넷 창에 '트림'이나 '딸꾹질'을 치면 이를 멈추게 하는 방법이 정말로 많이 나와 있다. 그중 《동의보감》에서는 강한 진정 작용이 있는 감꼭지를 소개한다.

트림이나 딸꾹질이 날 때는 감꼭지를 먹으면 좋다. 그러나 봄, 여름의 감꼭지는 약이 되지 않는다. 반드시 떨어지는 기운이 강한 가을, 그중에서도 내리는 기운이 가장 센 상강(霜降, 24절기 중 18번째, 양력 10월 23~24일경) 즈음에 거둔 감꼭지만이 트림이나 딸꾹질을 멈추는 데 효

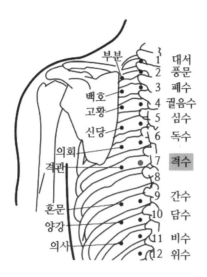

부분
백호
고황
신당
의회
격관
혼문
양강
의사

대서 1
풍문 2
폐수 3
궐음수 4
심수 5
독수 6
격수 7
8
간수 9
담수 10
비수 11
위수 12

과를 볼 수 있다. 또한 땅에 떨어진 감꼭지를 주워서 쓰는 것보다, 감은 떨어졌으되 꼭지는 나무에 달려 있는 것이 효과가 더 좋다고 한다. 일반적으로 감꼭지 10여 개를 물에 달여 하루 2~3번에 나누어 먹으면 딸꾹질을 멈출 수 있다.

이런 감꼭지를 구하는 게 쉽지 않다면 곶감을 구하는 방법이 있다. 곶감에서 감꼭지를 10여 개(60kg의 성인 기준) 떼어내어 끓여서 마시면 된다. 보통 일주일 정도면 효과를 볼 수 있다. 아이들의 경우 체중을 감안하여 감꼭지의 개수를 결정하도록 하자.

트림이나 딸꾹질을 습관적으로 하거나 오랫동안 잘 낫지 않는 사람은 배가 찬 것이 원인인 경우가 많으니 이럴 때는 생강이나 솔잎 등 몸을 따뜻하게 하는 재료를 약간 넣고 달여 먹는 것이 좋다. 이런 사람은 겨울에 맥주를 마실 때도 트림이나 딸꾹질을 하는 경우가 있는데 따뜻한 물(혹은 커피) 한잔이면 해결된다.

궁금해요

혈자리에 은단을 어떻게 붙일까?

본문에서도 설명했듯이, 훈련되지 않은 일반인들이 침을 놓는 것은 위험할 수 있다. 그래서 필자는 환자들에게 먹는 은단을 활용하라고 권한다(필자는 이를 '은단침'이라 부른다). 이는 가벼운 통증이 있거나 병원 진료가 끝난 시간에 임시방편이기는 해도 상당히 유용한 방법이다. 침 대신 은단으로 혈자리를 지압하는 방법은 다음과 같다.

- **준비물** 반창고 또는 열이 나는 파스, 은단 또는 은단 크기와 비슷한 씨앗 (포도씨, 팥, 율무씨 등)

  1. 반창고나 파스를 가로세로 2cm씩 자른다.
  2. 혈자리에 은단을 놓는다.
  3. 반창고나 파스를 이용하여 은단을 단단하게 고정한다.
  4. 은단침은 최소 30분 이상 붙여두어야 효과를 볼 수 있다.

  * 한 번 붙인 은단침은 최장 24시간이 지나면 효과가 사라진다.

코막힘

우리는 평소 무의식적으로 호흡을 한다. 호흡이란 코로 공기를 들이마시고 코로 뱉어내는 일련의 반복적인 대사활동이다. 사람은 살기 위해 코로 호흡을 하는데 이것은 누구한테 배우지 않아도 알고 행동하는 선천적인 것이라 할 수 있다. 물론 가벼운 운동을 하게 되면 들숨은 코호흡만으로도 충분하지만 날숨은 입호흡을 병행하기도 한다. 또 심한 운동을 하거나 심호흡을 할 때에는 들숨과 날숨 모두 코호흡과 입호흡으로 한다. 이는 모두 지극히 정상적인 호흡법이다.

코로 숨을 쉬든 입으로 숨을 쉬든 무슨 상관이냐며 궁금해 하는 사람들이 있을 것이다. 이 작은 차이가 우리 건강에 미치는 영향은 엄청나다. 그래서 코호흡과 입호흡이 어떻게 다른지 간단하게 정리해 보자.

첫째, 입에는 나쁜 공기를 걸러주는 필터와 같은 코털이 없기 때문에

들숨 vs 날숨

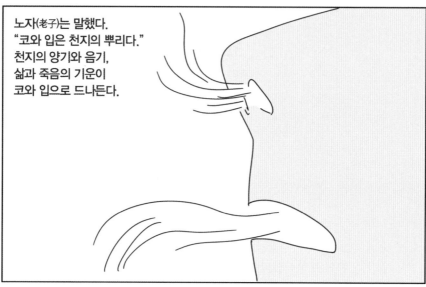

노자(老子)는 말했다.
"코와 입은 천지의 뿌리다."
천지의 양기와 음기,
삶과 죽음의 기운이
코와 입으로 드나든다.

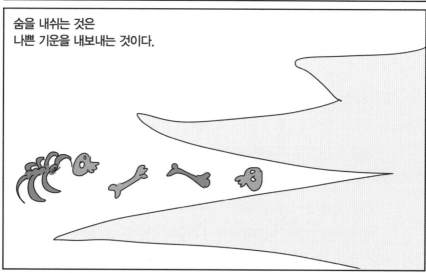

숨을 내쉬는 것은
나쁜 기운을 내보내는 것이다.

숨을 들이마시는 것은
생기(生氣)를 마시는 것이다.

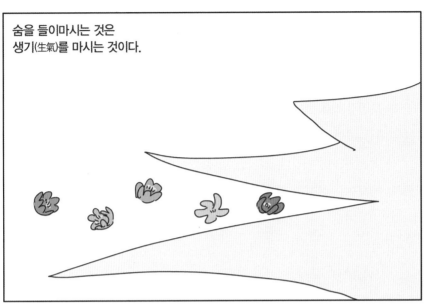

죽음을 눈앞에 둔 사람은
숨을 들이마시기보다
자꾸 내쉬기만 한다.

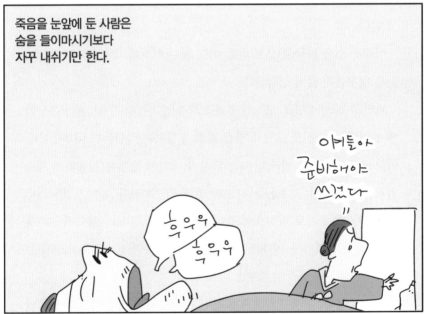

공기 중 먼지와 세균, 바이러스 같은 유해물질이 걸러지지 않는다. 그래서 입호흡을 하면 이물질이 그대로 몸속으로 들어온다.

둘째, 코와 목 사이에는 섭씨 37℃와 습도 100%를 항상 유지하고 있는 부비강(副鼻腔)이라는 공간이 있어 체온과 습도를 조절해준다. 즉 코호흡을 하면 추운 겨울의 공기나 더운 여름의 공기가 부비강을 거치면서 체온과 비슷해진다. 하지만 입에는 이와 같은 공간이 없기 때문에 입으로 숨을 쉬면 입속의 수분을 빼앗겨 구강 점막이 건조해지고 면역 기능이 저하된다. 감기, 비염과 천식 같은 알레르기 질환들을 초래할 수 있다.

셋째, 면역 기능의 일부를 담당하고 있는 편도 조직이 목구멍에 존재하는데 입호흡을 하면 이곳에 쉽게 염증이 생긴다. 이를 편도선염이라고 한다.

이렇듯 입을 다물고 코로 숨을 쉬는 일이 이토록 중요한데도 현대인들은 대수롭지 않게 생각한다.

과연 우리는 정말로 코로만 호흡하고 있을까? TV를 볼 때나 무언가에 몰입할 때 자신도 모르게 입을 벌려 호흡하는 사람들이 대부분이다. 이것을 확인하려면 일본의 어느 의사가 제안한 방법을 활용하면 평소 입호흡을 하는지, 코호흡을 하는지 쉽게 알 수 있다. 넓이가 2.5cm인 반창고를 입에 가로 방향으로 붙여 놓고 호흡에 문제가 없으면 코호흡을 하고 있는 것이다. 반대로 숨쉬기가 곤란하다면 입호흡을 하고 있는 것이다.

코로 숨을 쉬지 않고 입호흡을 하면 머리도 아프고 집중도 잘되지 않으며 목소리도 맑게 나오지 않는다. 혹시 감기라도 걸리게 되면 냄새도 못 맡는 지경에 이르게 된다. 더 악화되면 비염이나 축농증으로 연결된다. 축농증 정도까지 가면 치료하는 데 드는 비용뿐만 아니라 그로 인한 불편함도 감당하기 어려울 정도다. '호미로 막을 것을 가래로 막는다'는 속담이 저절로 떠오를 것이다. 축농증이나 비염까지 가기 전에 코막힘부터 먼저 호미로 막아 보자.

칡(갈근, 葛根)은 코가 막힌 것을 빨리 뚫어주는 대표적 음식이다. 칡은 피부의 땀구멍을 열어서 땀을 내게 하는 작용이 강한데 이로 인해 코가 막힌 것을 뚫어 준다. 체중 70kg의 어른은 1회 분량 40g을 1시간 정도 달여 약간 뜨거울 때 마시면 효과를 볼 수 있다. 칡은 흉년이 들었을 때 구황 식물로 먹을 만큼 안전한 약재이므로 코가 자주 막히는 사람은 수시로 칡차를 마셔도 괜찮다.

막힌 코를 뚫는 혈자리

막힌 코를 자극하는 혈자리로 수삼리혈(手三里穴)을 들 수 있다. 수삼리혈은 족삼리혈과 대응되는 혈자리로 곡지혈(팔꿈치를 구부리고 손바닥을 반대편 젖가슴에 대고 혈자리를 잡는다. 팔꿈치 가로 무늬 끝나는 곳과 튀어나온 뼈 사이에 가장 통증이 있는 곳)에서 아래로 2촌 되는 곳이다.

주먹을 쥐면 근육이 불끈 올라오며 손끝으로 누르면 상당한 통증이 있다. 코가 막힌 반대쪽 수삼리혈을 눌러 주거나 은단침을 붙여 준다.

갓난아이의 경우 코가 막혀 숨쉬기가 힘들어서 보채거나 젖을 잘 빨지 못하는 경우에는 천주혈(天柱穴)도 좋은 혈자리이다. 목덜미에서 뒷

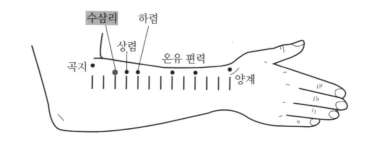

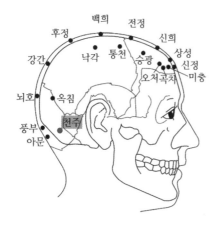

머리 쪽으로 올라가다 보면 굳은 뼈가 만져 지는데 정 가운데에서 양옆으로 1.5촌 떨어진 위치에 있다. 천주혈의 한자를 풀어쓰면 '하늘(天) 기둥(柱)'으로, 이름답게 굳은 힘살 위에 자리 잡고 있다. 이곳을 손가락 끝으로 누르거나 문질러 준다. 여기서는 수삼리혈과 달리 오른편 코가 막히면 오른쪽 천주혈을, 왼편 코가 막히면 왼쪽 천주혈을 자극한다.

냄새를 못 맡을 때 좋은 음식

파가 대표적이다. 파의 자극적인 냄새 성분은 알릴 디설파이드(allyl disulfide)인데 살균, 살충 효과가 있으면서 코의 후각 세포를 일깨운다고 한다. 파 밑동 5개 정도를 찧어서 술을 아주 조금 넣고 먹으면 된다. 술을 못 먹는 사람은 술을 넣지 않아도 되는데 이럴 때는 파 밑동 그대로를 된장에 찍어 잘 씹어 먹는 것도 괜찮을 듯싶다. 파김치도 냄새를 못 맡을 때는 먹으면 도움이 되는데 이때는 오래 되어 삭은 것보다는 이제 막 담가 파의 냄새가 살아있는 것이 더 효과가 있다. 이외에도 양파나 유자처럼 향이 강한 것을 먹으면 코를 자극해 냄새 맡기 편해진다.

일시적으로 냄새를 못 맡을 때는 파 밑동을 1~2cm 정도 길이로 잘라 프라이팬에 약간 볶은 다음 한 겹씩 벗겨 내어 코 등 위에 가로 방향으로 붙여 줘도 된다.

냄새를 못 맡을 때 좋은 혈자리

영향혈(迎香穴)이다. 향기(香)를 영접(迎)한다는 뜻을 가지고 있는 영향혈은 코밑을 잇는 수평선과 콧방울의 선을 이어 만나는 자리인데 코 양옆으로 0.5촌 되는 곳이다. 이 자리는 감기나 폐의 이상으로 냄새를 못 맡는 것

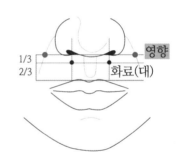

뿐만 아니라 노화 현상으로 냄새를 못 맡을 때도 좋다. 가운데 손가락에 신경을 쓰면서 손바닥을 서로 비빈 다음 가운데 손가락 끝으로 영향혈을 위아래로 힘주어 왔다 갔다 하면 된다.

코를 건강하게 하려면 코보다는 코의 뿌리인 폐를 튼튼하게 하는 것이 한의학의 근본 치료법이다. 폐를 건강하게 하는 방법은 몸을 차지

않게 하고 찬 음식을 멀리하는 이 2가지가 기본이다.

첫째, 이불을 잘 덮고 잔다. 열이 많다고 밤에 이불을 안 덮고 자거나 속옷 바람으로 자는 사람이 많다. 아이들이 온 방을 뒹굴면서 잠을 자도 자기 자식은 열이 많다고 생각하면서 아무 조치도 안 하는 부모도 많다. 그런데 알레르기 비염이나 축농증과 같은 코질환을 가지고 있는 사람들의 특징은 이불을 덮지 않고 자는 것이다. 주변에 비염이나 축농증이 있는 사람에게 확인해 보면 금방 알 수 있다. 또 하나의 특징은 하나같이 자신은 열이 많다고 말한다는 것이다.

하지만 밤에 열이 많아 이불을 차고 잘 정도라면 햇볕이 내리쬐는 낮에는 너무 더워서 홀딱 벗고 살아야 할 것이다. 그러나 그런 사람은 아무도 없다. 낮에는 그럭저럭 괜찮으나 밤에 열이 난다고 느끼는 경우의 열은 진짜 열이 아니라 가짜 열, 즉 허열(虛熱)인 것이다. 가짜 열에 속아 이불을 덮지 않고 잔다면 가장 추운 새벽에 몸이 차갑게 식는다. 그러니 코질환을 달고 살게 된다.

둘째, 찬 음식은 피하고 따뜻한 음식을 가까이 한다. 찬 음식은 폐뿐 아니라 소화기인 비위(脾胃)도 나쁘게 한다. 숨도 잘 못 쉬면서 음식물의 영양가도 잘 흡수할 수가 없다면 그 사람이 건강할 수 있을까? 찬 음식을 즐겨 먹으면 호흡기와 소화기의 기능이 떨어지면서 다른 장기의 기능도 점점 떨어지기 때문에 여러 가지 질병으로 고생하게 된다.

폐 기능을 좋게 하는 호흡법

대체적으로 숨을 깊이 쉬게 하는 단전호흡이 좋다. 그러나 단전호흡은 숙달이 되는데 시간이 걸리기 때문에 대중적으로 가장 알려진 복식호흡을 꾸준히 해도 좋다. 장기적으로 폐를 좋게 하려면 다이버나 가수들이 연습하는 횡격막호흡을 해야 한다. 복식호흡은 숨이 들어갈 때 배가 나오지만 횡격막호흡은 반대로 숨이 들어가면서 배가 같이 들어가고 어깨도 위로 약간 올라간다. 요약하면 횡격막을 위로 끌어올리면서 숨을 들이 마시고, 가슴뼈와 횡격막을 내리듯이 하면서 숨을 내쉼으로써 폐를 튼튼하게 단련할 수 있게 된다. 이때 입과 항문은 숨을 들이마시면서 닫고, 내쉬면서 풀어준다.

기적의 건강 음식, 카레

미국 과학논문소개사이트인 유레칼러트(www.eurekalert.org)에서 카레의 비밀을 소개하면서 네티즌들의 큰 관심을 모았다. 논문은 카레의 주원료인 강황(薑黃)에 들어 있는 커큐민(curcumin)을 비롯해 여러 가지 향신료에 든 성분이 항암·항산화 작용을 할 뿐만 아니라 암 예방과 면역력 증가, 치매 예방 및 기억력 향상 등에도 좋다고 밝히고 있다.

실제로 카레를 즐겨 먹는 인도인의 경우 노인성 치매, 즉 알츠하이머 발생률이 미국인의 4분의 1에 불과한 것으로 알려졌다. 지금부터 웰빙 음식으로 각광받고 있는 카레의 대표적인 효능을 살펴보자.

타박상을 입었을 때

카레의 주원료인 강황은 맛이 맵고 쓰다. 매운 맛은 뭉쳐 있는 것을 흩어지게 하고 쓴 맛은 열을 내려 주니 타박상으로 멍(죽은 피)이 들었을 때 좋다. 인도에서는 강황을 타박상이나 염좌에 바르는 약으로 쓴다. 《동의보감》에는 '다쳐서 어혈(瘀血)진 것을 삭아지게 한다'고 강황의 효능을 소개하며, 더불어 이럴 때는 강황가루를 술에 타서 먹으면 더 좋다고 쓰여 있다. 어혈을 없애는 한약을 조제할 때는 대개 물 반, 막걸리 반을 넣고 다리는데, 그 이유는 술기운을 빌어 혈액순환을 왕성하게 하기 위함이다.

참고로 강황에는 통증을 억제하는 효과가 있어 보통 담에 들렸을 때나 스트레스로 목이 뭉친 것과 어깨 근육을 푸는 데 도움이 된다.

생리통이 심할 때

생리통은 아랫배의 혈액순환이 안 돼서 오는 경우가 많다. 생리통이 심한 사람의 아랫배를 만져 보면 몹시 차다. 그래서 핫팩이나 따뜻한 찜질을 아랫배에 해주면 생리통이 완화된다. 같은 원리로 카레의 주원료인 강황은 그 성질이 열(熱)하여 몸을 따뜻하게 해줄 뿐 아니라 어혈을 잘 풀어주는 효능이 있어, 카레를 먹으면 생리통이나 생리불순을 완화시킬 수 있다. 또 생리가 덩어리 채 나오는 증상을 없애준다.

전립선 비대증이 있을 때

전립선은 사춘기가 되면서 남성 호르몬의 작용으로 점점 커지기 시작해 30세가 되면 밤톨만 한 크기로 자라게 된다. 우리나라 남성의 전립선 비대증 유병률은 점점 증가하는 추세다. 국민건강보험관리공단에

카레를 먹자

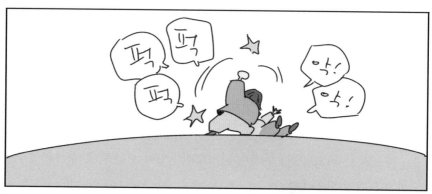

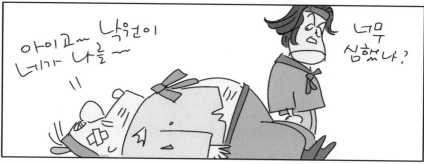

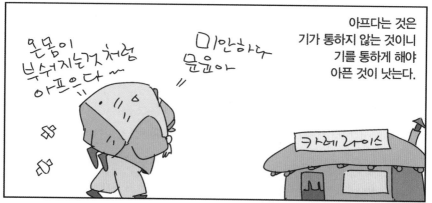

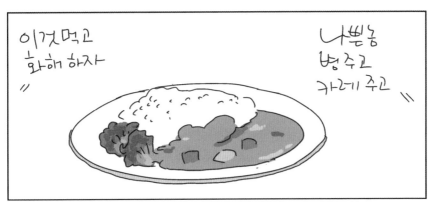

카레의 원료인 강황(薑黃)은 냄새가 강하다.
그래서 뭉친 피를 풀어 주고
통증을 가라앉힌다.

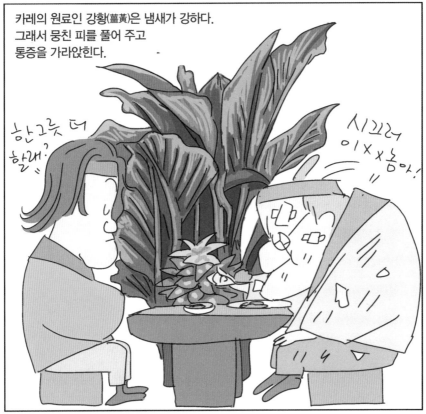

따르면 2002년 21만 7,077명에서 2009년 69만 6,890명으로 3.2배가 늘었다고 한다. 전립성 비대증을 치료하는 방법은 2가지인데 방광 출구의 긴장도를 개선시키는 것과 전립선의 크기를 줄이는 것이다. 그런데 방광 출구의 긴장도를 줄이는 방법은 평생 약을 먹어야 될 뿐만 아니라 저혈압, 어지러움, 두통, 성기능 장애 등의 부작용이 따른다.

전립선의 크기를 줄이는 방법은 최소 6개월은 치료해야 효과를 볼 수 있고, 복용을 중단하고 3개월이 지나면 예전으로 복귀하는 단점이 있다. 그런데 강황 속에 들어 있는 커큐민은 전립선의 크기를 줄이면서도 비스테로이드 계열이기 때문에 스테로이드 계열의 약물이 가지는 부작용 없이도 전립선 비대를 치료할 수 있다.

살을 빼고 싶을 때

고추, 후추, 생강 등 카레에 첨가되는 향신료 속에는 캡사이신 (capsaicin) 성분이 들어 있다. 캡사이신은 체내 대사 작용을 활발하게 만들어 열량 소모를 늘려주며, 몸속 지방을 태우는 역할을 해 다이어트에 효과적이다.

카레 다이어트를 할 때는 주의할 점이 있다. 밥과 함께 카레라이스 형태로 섭취할 경우는 흰쌀밥보다는 칼로리가 적고 포만감이 높은 현미밥 등 잡곡밥에 섞어 먹는 것이 좋다. 또 채소나 과일을 많이 넣고 돼지고기 대신 열량이 적은 닭가슴살을 넣으면 섭취 칼로리가 낮은 상태로 푸짐하게 먹을 수 있어 다이어트 효과를 더욱 높일 수 있다.

고지혈과 암 치료

고지혈(高脂血)이란 단어에서도 알 수 있듯 고지혈의 원인으로 어혈을 꼽기도 한다. 죽은피를 치료하는 강황은 심장을 깨끗하게 하며 간에 낀 고지혈도 없애준다.

아일랜드 코크대학(University College Cork) 샤론 맥케나 교수팀은 커큐민이 24시간 안에 암세포를 파괴하기 시작하고 특히 커큐민이 한 번 암세포를 파괴하기 시작하면 이후 암세포들이 스스로 괴사하는 과정이 일어난다고 밝혔다. 한방에서도 신경교종, 자궁암, 전립선암을 치료하는 처방의 경우에는 주된 약물로, 폐암 처방의 경우에는 보조 약물로 강황이 들어가 있다.

이렇게 몸에 좋은 카레는 어떻게 먹는 것이 좋을까? 필자는 슈퍼에서 살 수 있는 인스턴트 카레 대신 강황 가루를 구입해 카레를 만들어 먹는다. 인스턴트 카레에는 강황이 적게 들어가 있기 때문이다. 한편 카레를 만들어 먹는 것 외에도 강황 가루를 다른 음식에 마치 양념처럼 뿌려 가면서 먹어도 괜찮다. 방법은 다음과 같다.

1. 밥을 할 때 강황 가루를 한 스푼 넣는다. 노란 강황밥이 된다.
2. 라면을 끓일 때 스프를 반 버리고 강황 가루를 적당량 넣는다.
3. 밀가루 반죽을 할 때 강황 가루를 넣는다. 강황 수제비를 맛볼 수 있다.
4. 나물을 무친 후 강황 가루를 뿌린다.
5. 국에 강황 가루를 뿌려 먹는다.

단, 주의할 점이 있다. 강황은 노란색 염색용으로 쓰인다. 그만큼 착색이 잘 되기 때문에 강황(카레 포함)을 먹고 나서는 바로 양치를 해야 한다. 치아 교정 중에는 교정 장치에 착색이 될 수 있어 카레를 멀리하는 것이 좋다.

궁금해요

강황과 울금은 같은 걸까?

인터넷을 뒤져보면 강황(薑黃)과 울금(鬱金)은 기원 식물이 같은 것인지 아니면 다른 것인지에 대한 논란이 여전하다. 한의사들도 여기에 정확한 답변을 못하는 경우가 비일비재하다.

이런 논란을 잠재우기 위해 식품의약품안전처(www.mfds.go.kr/kp)에서 만든 의약품 공정서를 보면 다음과 같이 적혀 있다. "강황은 강황의 뿌리줄기이고 울금은 강황의 덩이뿌리, 온울금의 뿌리줄기, 광서아출의 뿌리줄기, 봉아출의 뿌리줄기다." 그래서 강황은 노란색밖에 없는 반면 울금은 노란색(강황), 잿빛(아출), 회백색(울금)의 세 종류가 시장에 유통되고 있다.

결국 모두 생강과에 속하는 강황과 울금은 기원 식물이 같다고 해도 반은 맞는 것이고, 기원식물이 다르다고 해도 반은 맞는 것이다. 하지만 그 성질은 차이가 있으니 유의하기 바란다. 강황은 성질이 따뜻한 반면 울금은 성질이 차다. 그래서 울금은 몸이 냉한 사람에게 좋지 않다(카레에 들어가는 것은 울금이 아닌 강황이다).

체했을 때 좋은 처방

소화가 잘 안 되면 사람들은 체했다고 말한다. 국어사전을 보면 '체하다'는 '먹은 음식이 잘 삭지 않고 위 속에 답답하게 처져 있다'고 적혀 있다. 이 뜻을 보면 체한 사람은 소화력이 떨어지는 게 맞다. 하지만 소화가 잘 안 된다고 전부 체했다고는 할 수 없다. 즉 엄밀하게 따지면 소화불량은 체한 것보다 조금 더 넓은 개념이다.

건강한 사람은 체했을 때 소화제를 먹거나 손발을 따면 빠른 시간 안에 트림이 나면서 체기가 쑥 내려간다. 그러나 유독 수시로 체하는 사람은 별의별 방법을 써도 쉽게 체기가 사라지지 않아 먹는 행위 자체에 스트레스를 받기도 한다. 자주 체하는 사람의 경우 식습관을 조금만 개선해도 큰 도움이 된다.

체하지 않고 먹을 수 있는 먹거리 3가지

① 흰쌀밥

밥 중에서 가장 체하지 않는 밥은 흰쌀밥이다. 잦은 체증을 호소하는 사람의 경우 잡곡밥이나 현미밥 대신 흰쌀밥을 먹으면 체증 완화에 도움이 된다.

섬유질이 많이 들어 있는 벼의 껍질을 한 번도 도정하지 않은 쌀은 현미, 5번 도정한 쌀은 5분도미, 12번 도정한 쌀은 백미라고 한다. 그러므로 현미밥이 흰쌀밥에 비해 건강에 좋고 변비에는 도움이 되지만 소화가 잘 안 되는 식이섬유(섬유질)가 많이 들어 있기 때문에 소화기관이 약한 사람에게는 이롭지 않은 것이다.

② 체기를 잘 내려주는 무 반찬

무의 뿌리에는 디아스타제(diastase) 등 다양한 소화 효소가 특히 많이 들어 있어 체했을 때 무를 먹으면 소화를 돕는다. 그렇다고 씹어 먹거나 즙을 내서 먹으면 안 된다. 무는 성질이 차서 생으로 많이 먹으면 배가 아프고 설사를 유발하는 부작용이 있기 때문이다. 그래서 무를 요리할 때는 '발효' 과정을 대부분 거치는데 삭은 깍두기나 오래된 동치미가 그것이다. 조선시대 농업 관련 백과사전인《임원십육지(林園十六志)》에 기록된 단무지도 발효시킨 무 반찬의 일종이다.

깍두기, 동치미, 단무지 중에서 가장 소화 효과가 좋은 것은 동치미다. 소화기가 약한 사람이 주로 찾는 죽 전문점에서 무가 들어 있는 동치미가 나오는 이유도 여기에 있다. 중국집이나 김밥집에 가면 단무지

밥의 엑기스가 몸의 엑기스

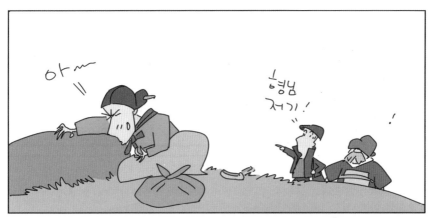

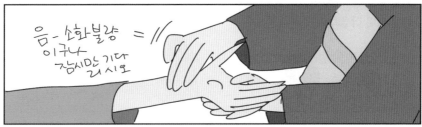

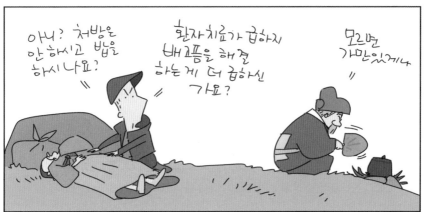

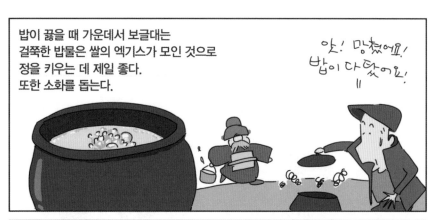

밥이 끓을 때 가운데서 보글대는
걸쭉한 밥물은 쌀의 엑기스가 모인 것으로
정을 키우는 데 제일 좋다.
또한 소화를 돕는다.

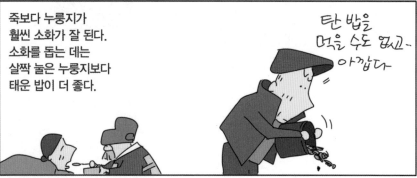

죽보다 누룽지가
훨씬 소화가 잘 된다.
소화를 돕는 데는
살짝 눌은 누룽지보다
태운 밥이 더 좋다.

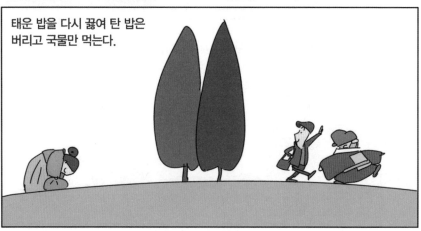

태운 밥을 다시 끓여 탄 밥은
버리고 국물만 먹는다.

가 나오는 것도, 치킨을 시키면 초절임무(일명 치킨집무)가 따라오는 것
도 체하지 마라는 주인의 마음이 담겨 있는 것이다. 참고로 치아가 약
해 무를 씹기 어려운 사람은 무순으로 대신해도 괜찮다.

③ 식후에는 숭늉이 가장 좋다

《임원십육지》에서는 숙수(熟水), 《계림유사(鷄林類事)》에서는 이근몰
(泥根沒, 익은 물)이라고 숭늉을 표기했다. 숭늉에는 단당류 중에서 특히
'덱스트린(dextrin)'이라는 성분이 많이 들어 있어 소화를 촉진시켜 준
다. 일종의 소화제인 숭늉을 후식으로 먹고 식당 문을 나서면 트림을
하는 경우가 많다.

소화가 안 되는 사람은 흰쌀밥 대신 누룽지와 숭늉으로 식사를 대체
해도 된다. 이때는 평상시보다 약간 더 눌은 누룽지가 효과가 더 좋으
며, 혹시 실수로 누룽지가 타버렸을 때는 그 부분만 제거하고 숭늉을
끓이면 된다. 옛날에 며느리가 시집가서 좋은 밥과 반찬은 시집 식구에
게 먹이고 자신은 누룽지와 숭늉을 먹었지만 몸이 조금도 약해지지 않
고 오히려 살이 쪘다는 이야기가 있다. 밥을 대신해도 아무 부족함이
없다는 것이다. 또한 숭늉은 맵고 짠 음식을 중화시키며 입 냄새를 억
제하는 효능이 있다. 일본의 녹차나 중국의 우롱차와 같은 역할을 한다.

체했을 때 알아두면 좋은 혈자리 3가지

① 등에 있는 격수혈

격수혈(隔兪穴)은 양쪽 날갯죽지 뼈 가장 아랫부분을 잇는 선 상에

있다. 등뼈 정 가운데에서 양옆으로 1.5촌 되는 곳에 있는데, 우리가 흔히 토하려고 할 때 두드려주는 곳이다. 격수혈은 음식이 잘 안 내려갈 때도 도움이 된다. 또 두드리는 것보다는 엄지를 이용하여 지그시 눌러주는 것이 더 효과적이다. 혈자리를 정확히 모르겠다면 격수혈 주변을 눌러보아 가장 굳어 있는 곳을 자극하면 된다.

② 손과 발에 있는 사관혈

손, 발에 각각 있는 합곡혈과 태충혈을 합하여 사관혈(四關穴)이라고 부른다. 여기서 관(關)은 문을 가로질러 잠그는 나무때기, 즉 문빗장을 뜻한다. 빗장이 채워진 문에서 빗장을 풀면 막힌 문이 열리듯이 체했을 때 사관혈을 자극하면 막힌 곳을 뚫어준다. 그래서 체기가 있는 환자가 오면 사관혈에 가장 먼저 침을 놓는다. 집에서는 침을 놓을 필요 없이 손으로 꾹꾹 눌러줘도 같은 효과가 있다. 명치 윗부분에서 체기를 더 느끼면 합곡혈을, 아랫부분에서 더 느끼면 태충혈을 더 강하게 눌러준다.

③ 발에 있는 족삼리혈

우리 몸에 있는 360여 개의 혈 중에서 꼭 알아야 할 혈을 하나 꼽으라면 족삼리혈(足三里穴)이다. 그만큼 다른 혈에 비해서 활용도가 높은 족삼리혈을 자극해주면 각종 소화기 질환에 효능이 있다. 사관혈은 지금 당장 체한 것에 효과가 있다면 족삼리혈은 체하지 않게끔 근본적으로 위장을 보하는 성질이 더 강하다. 그래서 꾸준히 뜸을 뜨는 자리로 유명하다.

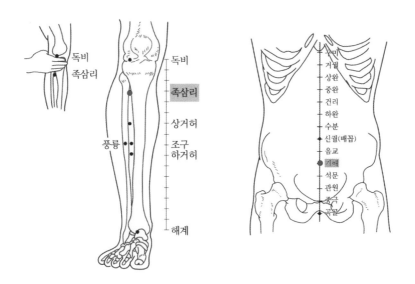

《동의보감》에서는 기해혈과 족삼리혈에 뜸을 떠서 오래 산 사람의 이야기가 나올 정도다. 실제 일본에서는 '만평'이라는 가족으로 인해 족삼리혈이 유명세를 탄 적이 있다. 만평과 아들 만길, 손자 만장, 그리고 이 세 사람의 부인 모두가 100세가 넘도록 장수를 누렸는데 그 비결이 족삼리혈에 뜸을 뜨는 것이었다고 한다. 만평의 장수법을 기록한 고문서가 발견되면서 일본 전국에 족삼리혈 뜸뜨기 붐이 일어났다.

족삼리혈은 무릎을 90도 정도 세우고 혈을 잡는데 독비혈(무릎덮개뼈 아래 양쪽으로 움푹 파인 곳에서 바깥쪽)에서 아래로 3촌, 앞정강이 뼈 중심에서는 바깥쪽으로 1촌 떨어져 있는 곳인데 누르면 그 고유한 통증이 다리 전체로 퍼지는 곳이다.

체했을 때 먹으면 좋은 차

1. 보리차

보리는 미끌미끌 활(滑)하기 때문에 체한 것을 뚫어준다. 그러나 성질이 차서 겉보리를 생으로 끓여 마시면 배탈이 날 수도 있기 때문에 은근한 불에 볶은 다음 차로 끓여 마셔야 한다. 5분만 볶아도 되는 콩과 달리 껍질이 두꺼운 겉보리는 최소 10분은 볶는 것이 좋다.

2. 매실차

매실의 신맛을 생각하면 입에 침이 저절로 고이듯이 매실차를 마시면 위액의 분비가 촉진되어 체기가 내려간다. 단 완전히 익지 않은 청매실에는 약간의 독성이 있기 때문에 잘 익은 황매실을 사용해야 독도 없으면서 영양가가 더 풍부하다. 《동의보감》에서는 '음력 5월에 노랗게 된 열매를 채취한다.'고 하였다.

3. 인삼차, 홍삼차

인삼은 뿌리에서 양분을 빨아들이는 힘이 다른 식물에 비하여 2~3배 더 세다. 그래서 위장을 근본적으로 좋게 할 수 있다. 보리차나 매실차처럼 체기를 바로 내리는 힘은 약하지만 족삼리혈처럼 몸을 근본적으로 좋게 할 수 있다.

기, 흐르는 신체

《장자》외편 22장 지북유(地北遊)에 '사람이 살고 있는 것은 기가 모여 있는 것으로 기가 모이면 살고 기가 흩어지면 죽는다.'는 말이 있다. 사람은 기가 모여 있는 기 덩어리이기 때문에 살아있는 신체에는 기가 흐르고 있다. 고로 죽은 사람의 형체에서 시작한 서구 현대 의학의 해부도로는 인체를 온전하게 표현할 수가 없다며《기 흐르는 신체》의 저자 이시다 히데미는 '명당도'를 소개하고 있다. 한의원에 가면 흔히 볼 수 있는 명당도는 기가 지나가는 길은 선(경락)으로, 그 선에서 중요한 명당(明堂)자리는 점(경혈)으로 표시가 되어 있다. 한의사들은 이 명당도를 지도인 양 열심히 공부하여 침을 놓고 뜸을 시술한다. 한의사뿐 아니라 자기 몸의 주인인 여러분도 명당도를 배우면 도움이 된다.

기의 흐름은 14경락으로 되어있다. 육장 육부(오장 육부를 좌우 대칭

12개로 만들기 위해)가 흐르는 12경락과 음(육장)의 경락을 책임지는 임맥(任脈)과 양(육부)의 경락을 감독하는 독맥(督脈)이 그것이다.

임맥은 전음(前陰, 생식기)과 후음(後陰, 항문)이 만나는 회음(會陰)혈에서 시작하여 배의 정 가운데 선을 따라 위로 올라가 아랫입술 밑의 승장(承漿)혈에서 끝이 난다.

독맥은 회음혈에서 시작하여 등의 정 가운데 선을 따라 올라가 머리 꼭대기의 백회(百會)혈을 지난 다음 다시 앞쪽으로 내려와 윗입술 위의 인중(人中)혈에서 끝이 난다. 결국 몸을 좌우로 나누는 정 가운데 선 중에서 앞쪽은 임맥이 흐르고, 뒤쪽은 독맥이 흐르는 셈이다.

이 육부의 경락을 감독하는 독맥과 육장의 경락을 책임지는 임맥의 혈자리는 중요한 곳이 많아서 외워야 하는 경우가 많다.

우선 특징에 따라 같은 이름으로 부르는 혈에 대해 알아보자.

- **반장 원혈(原穴)** 그 경락을 진단, 치료하는 데 대표성을 갖는 혈을 말한다. 1970년대에 나온 완과 침법(우리나라에서는 수족근침법으로 소개)은 쉬우면서도 효과가 좋은 침법으로, 모든 병에 12경락의 반장 원혈만을 자침하는 침법이다.
- **연락 낙혈(絡穴)** 지하철 교대역을 가면 2호선도 탈 수 있고 3호선도 탈 수 있다. 낙혈에 침을 놓으면 자기 경락뿐만 아니라 연결되는 다음 경락까지도 자극을 줄 수 있다.
- **틈새 극혈(隙穴)** 틈새가 벌어져 있다 보니 자극을 확실히 줄 수 있다. 그래서 급성병, 통증이 심한 병에 이 극혈들을 많이 사용한다. 급

성 위통에 잘 듣는 양구혈은 위 경락의 틈새 극혈이다.

- **모혈(募穴), 수혈(兪穴)** 육장 육부에서 거리가 가장 가까운 혈이다. 가슴이나 배 부위에서 가장 가까우면 모혈, 등에서 가장 가까우면 수혈이라고 한다. 거리가 가깝다 보니 이 혈을 자극하면 가장 강력한 자극을 주게 된다. 폐의 모혈인 중부(中府)혈이나 폐의 수혈인 폐수(肺兪)혈은 가장 작은 자극으로도 가장 강력한 효과를 끌어낼 수 있다.

- **정(井)혈, 형(滎)혈, 수(兪)혈, 경(經)혈, 합(合)혈** 이 5개의 혈을 오수(五輪)혈이라고 한다. 12경락에 있는 오수혈 곧 총 60개의 혈로 많은 병을 고치는 한의사들이 있다.

다음은 대만에서 유명한 양유걸 한의사의 이야기를 토대로 하고 있다. 양 한의사는 1층 엘리베이터 문 앞에서 회계사와 시험을 하루 앞둔 그의 아들을 만났다. 아들은 얼굴이 창백하고 천식이 발작하여 숨 쉬는 것을 아주 힘들어 했다. 한의사는 폐경(肺經)의 합혈인 척택혈에 침을 놓았고 아들은 편해져서 다음날 명문 고등학교 시험을 잘 치렀다. 한 달 뒤 회계사는 선물을 보내 왔다. 아들이 고등학교에 합격했다고…… 그로부터 3년이 지난 후 회계사는 다시 꽃을 보내왔다. 3년 전에 응급 처치를 잘한 덕에 좋은 대학에 갈 수 있었다면서…… 만약 중학생이 아니라 노인이었다면 신경(腎經)의 반장 원혈인 태계혈에 침을 놓았을 것이다.

침 치료 천식

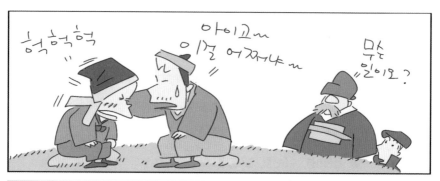

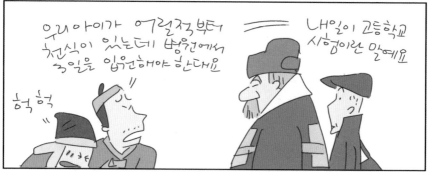

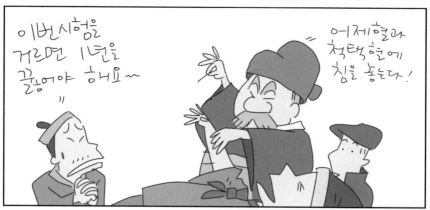

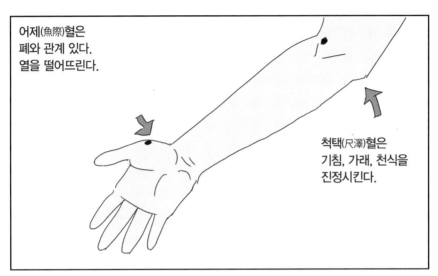

어제(魚際)혈은
폐와 관계 있다.
열을 떨어뜨린다.

척택(尺澤)혈은
기침, 가래, 천식을
진정시킨다.

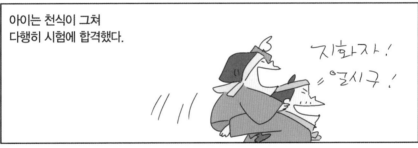

아이는 천식이 그쳐
다행히 시험에 합격했다.

지화자!
얼씨구!

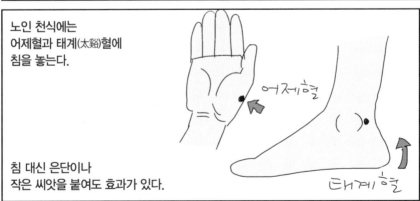

노인 천식에는
어제혈과 태계(太谿)혈에
침을 놓는다.

어제혈

침 대신 은단이나
작은 씨앗을 붙여도 효과가 있다.

태계혈

3장
신(神)바람을 날리며

신을 맑게 하는 법 · 물만 마셔도 살이 찐다? · 춘곤증에 좋은 쓴맛, 몸에 좋은 매운맛 ·
조선 시대 왕들은 어떤 차를 마셨을까? · 웰빙 음식, 보리밥의 재발견 · 밥 안 먹는 아이,
어떻게 하죠? · 잠 못 드는 고통, 불면증 · 분노와 중풍 · 화병, 그 원인과 치료법 · 침을
함부로 뱉지 마라 · 마음먹기에 달렸다

신을 맑게 하는 법

《동의보감》은 '정, 기, 신' 각 편으로 나누어 각각 불편할 때 나타나는 증상과 치료 처방, 평상시 양생법, 민간요법으로 쓸 수 있는 약초 단방, 침자리 등을 일일이 소개하고 있다. 여기서는 신의 양생법에 대해서 살펴보도록 하자.

신을 맑게 하는 법

신(神)이 편안하면 수명이 늘어나고 신이 없으면 형(形)이 무너진다. 따라서 삼가 신을 기르지 않으면 안 된다. 사람이 욕심을 멀리하면 마음이 저절로 고요해지고, 마음이 고요해지면 신도 저절로 맑아지는데 3가지 독(貪食, 瞋瞋, 癡凝)이 사라진다.

《동의보감》 '도(道)로써 병을 치료한다(以道療病)' 편을 보면 태백진인(太白眞人)이라는 도인의 말을 인용하고 있다.

'질병을 치료하고자 하거든 먼저 그 마음을 다스려야 하며, 반드시 그 마음을 바르게 하여 도(道)에 바탕을 두어야 한다. 환자로 하여금 마음속의 의심과 걱정, 모든 헛된 생각과 모든 불평, 다른 사람과 나라고 하는 구분을 모두 버리고 평생 지은 잘못을 후회하고 깨닫게 한다. 그러면 문득 몸과 마음의 집착에서 벗어나 나의 삶과 자연의 법칙이 하나가 되어, 이렇게 오래 하면 신(神)이 모여 자연스럽게 마음이 매우 편안해지고, 성정(性情)이 화평하게 된다.

세상의 모든 일이 공허하며 온종일 하는 일도 모두 망상이라는 것을 알게 되며, 내 자신의 육신도 모두 헛된 환상일 뿐이고, 화와 복이 따로 없으며 죽고 사는 것도 모두 한낱 꿈이라는 것을 알게 된다. 그러면 깨달음이 떨쳐 일어나 갑자기 모든 의문이 풀어져 마음이 자연히 맑아지고 질병이 저절로 낫는다. 이와 같이 할 수 있다면 약을 먹지 않아도 병은 이미 없어진다. 이것이 진인(眞人)이 도(道)로써 마음을 다스리고 병을 치료하는 중요한 방법이다.'

마음의 병(心火, 심화)을 고치려면 용천혈을 자극해주면 도움이 된다. 도교의 양생사상을 바탕으로 한 의학서적인 《활인심방》을 쓴 퇴계 이황은 오래 전부터 화병을 앓고 있는 넷째 형에게 이런 편지를 보냈다.

'용천혈은 족심에 있습니다. 여러 가지 맥 중에서도 신(腎)을 주재하는 중요한 경혈입니다. 무릇 열이 발작하는 것은 심화(마음의 병)가 위로 타올라가고 신수(腎水)는 아래로 내려가기 때문입니다. 이유를 불문

하고 열이 발작하면 자신의 손으로 양발의 족심을 마찰합니다. 혹은 두 발을 마주 비빕니다. 피곤함을 느낄 때는 든든한 머슴으로 하여금 마찰케 하여도 좋습니다. 반드시 수천 번 마찰하여 몸에서 두루 땀이 나와 흐를 정도가 되면 비록 들불 같은 기세의 심화라도 일시에 평온하게 됨을 느낄 정도입니다.

그러나 사람들이 이것을 굳게 믿어 써보는 이가 적습니다. 저는 몸에 적열(積熱)이 있어 매번 문득 발작하여 심하면 즉각 이 방법을 씁니다. 이 방법으로 병을 고치고 나면 드디어 그것에 회천(回天, 국면을 크게 바꿈)의 힘이 있음을 깨닫게 됩니다. 때로 사람들에게 그 효험을 말합니다만 믿지를 않는군요. 다만 제 스스로 그 묘함을 알아 그 큰 영험함을 얻습니다. (중략) 이 방법은 능히 심화를 하강시키고 신수를 위로 올라오게 하여 물로써 불을 끄니 자연의 이치가 아주 분명합니다. 이 조화롭기란 마치 귀신이 두려워할 만합니다.'

용천혈 자극은 요즘 같이 속이 답답해서 잠을 못 이루거나, 신경성으로 얼굴이 자주 붉어질 때 손쉽게 할 수 있는 좋은 방법이다.

퇴계 이황의 장수비결은?

퇴계 이황은 연산군 7년인 1501년에 태어나 선조 3년인 1570년에 생을 마감했다. 그는 '나는 어려서 학문에 뜻을 두고 날이 지도록 쉬지 않고, 밤이 새도록 잠도 자지 않고 공부하다가 마침내 고질을 얻어 병폐한 사람이 됨을 면치 못하였다.'고 술회할 만큼 약골이었다. 나이 스물에는 의원이 되기보다는 자신의 병을 스스로를 다스리고자 영천에 있는 한약방에서 수업을 받기도 했다. 37세 때에는 모친상을 당하여 거의 죽을 뻔할 정도였는데 '일생에 병이 많아 이뤄진 것 하나 없다.'라고 고백할 정도로 허약했다. 그런 그가 명나라 구선이 쓴 《활인심(活人心)》을 옮겨적어 놓고 평생 그 책에 나온 양생법을 그대로 실천하였다.

그리하여 말년에는 '오랫동안 조식(調息, 숨을 고르게 쉬는 것)을 하고 나면 신체가 가볍고 편안해지고 심신이 상쾌하고 깨끗해져서 우주를 우러르고 굽어보면 감개가 연속된다.'라고 할 정도로 건강을 유지했다. 2009년 12월 23일 그의 15대손인 이동은 101세를 일기로 돌아가셨다. 그는 죽기 3년 전에 퇴계 이황이 실천한 그대로 '머리를 자주 빗고 이를 소리 나게 딱딱 부딪치며 이마와 콧잔등을 수시로 문지른 것이 오래 건강하게 사는 비결'이라고 밝혔다.

물만 마셔도 살이 찐다?

　다이어트를 위해 한의원을 찾은 사람들 중에는 물만 마셔도 살이 찐다는 경우가 많이 있다. 정말 그들 말대로 물만 마셔도 살이 찌는 것일까?

　물을 마셔서 체중이 늘어났다면 그건 단지 물이 차지하는 무게가 늘어났을 뿐이지 살이 찐다고 표현하는 지방이 늘어나는 것은 아니다. 살을 뺀다고 땀복을 입거나 사우나에 가서 열심히 땀을 흘려 체중이 줄었더라도 그건 수분이 빠져나간 것일 뿐이다. 물을 마셔 수분을 보충해 주면 원래의 체중으로 다시 돌아가는 것을 확인할 수 있다.

　물은 칼로리가 제로라 순수하게 물로 인해 살이 찌는 일은 없다. 물만 마셔도 살이 찐다는 사람은 물을 어떻게 마셨는지 곰곰이 살펴볼 필요가 있다.

하루 물 권장량의 진짜 의미

물은 우리 몸속에서 중요한 역할을 한다. 물은 세포를 구성하고 영양소와 노폐물 등을 운반하는 작용을 한다. 또한 탈수 현상을 막아주고, 체온을 유지해주는 등 생명에 관여하는 필수요소다. 이렇게 우리 몸에 꼭 필요한 물은 하루에 얼마를 섭취하는 게 좋을까?

1945년 미국 음식영양위원회에서 성인의 경우 하루 약 2.5L의 수분이 필요하다고 권고했다. 이후 생수 회사의 광고 때문인지는 몰라도 사람들은 '하루 8잔(200ml 기준)의 물을 섭취해야 건강하다'라고 여기게 되었다. 그래서 사람들은 걷기 운동을 하면서 물병을 챙기고, 헬스가 끝나면 흘린 땀을 보충하기 위해 마치 '물먹는 하마'처럼 물을 들이키는 것이다.

여기에는 오해가 하나 있다. '하루 8잔의 물'이란 하루 동안 먹고 마시는 주스나 차, 우유, 과일, 야채 등으로 공급되는 수분을 포함한다는 의미인데 사람들은 이것 외에 8잔의 순수한 물이 더 필요하다고 해석함으로써 지나치게 많은 물을 섭취하게 된 것이다. 이 같은 오해를 불식시키기 위하여 2007년 12월 21일 영국 BBC방송에서는 '하루에 물 8잔을 마시면 건강에 좋다는 상식에 대해 의학적 근거가 없다'는 기사를 보도한 적이 있다.

또한 2012년 3월 27일자 미국의 폭스 뉴스에서도 '괜한 걱정을 일으키는 9가지 건강 정보'를 소개하면서 가장 먼저 언급한 것이 하루에 8잔의 물을 마시는 것이 잘못되었다는 것이다. 실제 미국 음식영양위원회의 권고안 마지막 부분에도 '섭취하는 칼로리 당 1ml의 물이 필요한

데 대부분의 물은 음식에서 보충된다.'고 쓰여 있다.

운동 중에 물을 과하게 마시지 않는 게 좋다. 물이 부족한 사막에 사는 낙타는 오아시스를 만나지 않아도 물을 보충하는 방법이 있다. 자신이 가지고 있는 지방(혹)을 분해하여 수분을 공급받는 것이다. 또한 생화학적으로 보면 운동을 통해서 열(에너지)을 냄으로써 지방 분해 작용이 이루어지는데 이때 물이 약간 부족하면 지방이 훨씬 더 잘 분해된다고 한다. 그러므로 운동을 하면서 갈증을 해소할 수 있는 정도의 물은 마시되, 지방이 분해되면서 나오는 물의 양 정도는 마시지 않고 참아 주어야 다이어트에 효과가 있다.

일반적으로 물 섭취량의 적정 여부는 사람에 따라 다르다. 적정 여부를 판단하는 간단한 방법은 소변 색을 평소와 비교해보는 것이다. 소변 색이 약간 노란색이면 적절한 물을 섭취한 것이고, 연한 노란색이나 물과 같은 색이라면 과하게 물을 마신다고 보면 되고, 진한 노란색이면 물 섭취량이 부족하다는 뜻이다.

사람의 몸에서 70%, 즉 체중이 60kg이면 42L 정도가 물이다. 이렇게 많은 양의 물을 간직하다 보니 사람을 '걸어 다니는 물통'이라고도 부른다. 우리 몸의 물 중 약 1%만 부족해도 갈증이 느껴지고 한 3% 부족하면 혈류량이 감소하고 5% 부족하면 집중력이 떨어진다. 5% 이상으로 넘어가면 환각증상이 일어나며 이때부터는 심각한 문제를 유발한다. 8% 정도 모자라면 어지럽거나 호흡곤란이 일어나고 15%가 넘게 되면 우리 몸에 순환장애나 신부전이 와서 사망에 이를 수도 있다. 이렇듯 밥을 굶고는 4~6주를 버틸 수 있지만 물 없이는 1~2주도 버티기 힘들다.

내 몸에 맞는 물의 양

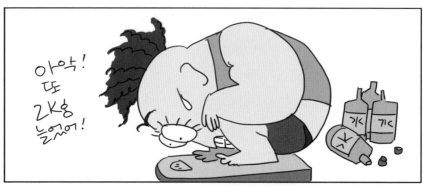

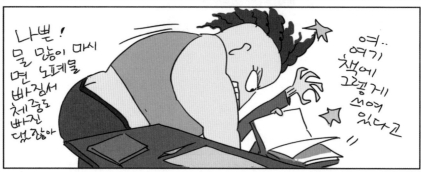

적당히 마셔야지
너무 많이 마시면
지방으로 축적되어
되레 살이 찐다.

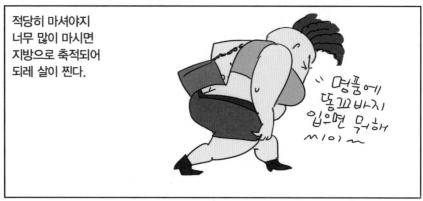

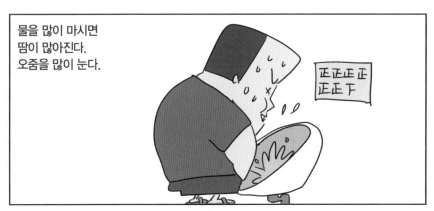

물을 많이 마시면
땀이 많아진다.
오줌을 많이 눈다.

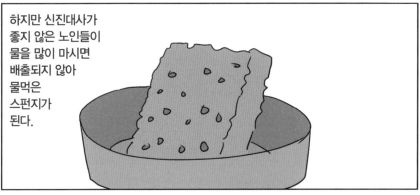

하지만 신진대사가
좋지 않은 노인들이
물을 많이 마시면
배출되지 않아
물먹은
스펀지가
된다.

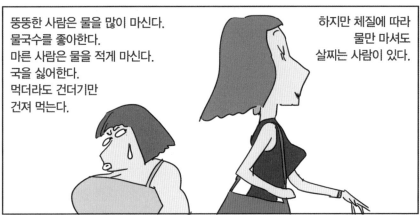

뚱뚱한 사람은 물을 많이 마신다.
물국수를 좋아한다.
마른 사람은 물을 적게 마신다.
국을 싫어한다.
먹더라도 건더기만
건져 먹는다.

하지만 체질에 따라
물만 마셔도
살찌는 사람이 있다.

국물을 줄이자

특히 국물 문화가 발달한 우리나라 사람들의 경우 하루 물 권장량의 대부분을 국이나 음식을 통해 섭취하기 때문에 '갈증이 날 때만 물을 마시고 그렇지 않으면 굳이 물을 마실 필요가 없다'라고 말할 수 있다.

주변에 살찐 사람들의 식습관을 살펴보면 대체로 국에 밥을 듬뿍 말아 먹거나 찌개의 마지막 국물까지도 싹싹 먹는다. 그런데 국이나 찌개에는 나트륨 곧 소금이 많이 들어 있기 때문에 이 습관을 버리지 못하면 살을 빼기란 무척 어렵다. 소금을 많이 먹으면 갈증이 생기고, 갈증이 생기면 물을 마시게 되는데, 물을 많이 마시면 몸이 붓는다. 몸이 붓는 것은 살찐 사람들이 경계하고 또 경계해야 할 증상이다. 몸이 붓는 것에서 시작하여 살이 찌는 경우가 대부분이기 때문이다.

궁금해요

식사 중엔 물을 마셔도 되는가?

아침식사 전이나 잠들기 30분 전 공복에 마시는 물은 '보약'이라는 말이 있다. 밤새 잠을 자면서 소모되는 수분을 보충하고 쌓인 노폐물을 내보낼 수 있기 때문이다. 그러나 식사 직전이나 식사 중 물을 마시는 습관은 소화 장애뿐만 아니라 혈당을 상승시켜 지방을 축적함으로써 살을 찌게 하는 사약(?)이라고 할 수 있다.

왜 그럴까? 식사 직전이나 식사 도중에 마시는 물은 위의 소화효소나 위산을 희석시켜 소화를 방해한다. 식사를 하게 되면 자연적으로 혈당이 올라가게 되고 올라간 혈당을 내리기 위해 우리 몸에서는 인슐린이라는 호르몬을 분비하게 된다. 인슐린은 기준치가 넘는 혈당을 모두 지방으로 바꾸는데 식사를 할 때 물을 함께 먹으면 물이 위장에서 빨리 흡수되면서 혈당을 더욱 높이는 작용을 하게 된다. 즉 물이 혈당을 더욱 상승시키고 이로 인해 더 많은 지방을 만들게 된다는 뜻이다. 그래서 살이 찐 사람은 식탁에서 가장 먼저 국이나 찌개를 없애는 것이 좋다. 다음으로는 물을 없애는 것이 좋은데 물은 식사 전후 1시간이 지난 상태에서 마시는 것이 좋다.

춘곤증에 좋은 쓴맛,
몸에 좋은 매운맛

　우리는 '맛'하면 '음식물이 혀에 닿았을 때 느끼는 감각'으로 알고 있다. 즉 달게 느껴지면 단맛, 짜게 느껴지면 짠맛이라 말한다. 그런데 한의학에서는 먹거리의 효능을 판단하는 수단으로도 '맛'을 활용하고 있다. 단맛이 나는 먹거리는 보(補)하는 효과가, 짠맛이 나는 먹거리는 딱딱한 것을 연(軟)하게 하는 효과가 있다고 본다.

　예를 들어보자. 《동의보감》에서 대추를 언급한 부분이다. '성질은 평순하고 맛은 달며 독이 없다. (중략) 대추는 구규(九竅, 몸에 있는 9가지 구멍 곧 이, 목, 구, 비, 대, 소변)를 통하게 한다'라며 대추의 특정한 성질을 세세하게 덧붙이고 있다. 한의학에서는 이 문장에서 '맛이 달다'는 것만으로도 대추의 성질에 대해 많은 것을 짐작할 수 있다. 왜냐하면 '맛은 달며'라는 말 속에는 단순히 맛이 달게 느껴진다는 것 외에 여러 가지 정보가 숨어있기 때문이다. 단맛은 '위장을 보해주며 오래 먹어도 큰 부작용이 없다', '배가 아플 때나 잠이 안 올 때 먹으면 도움이 된다', '살이 찐다' 등이다.

이렇게 맛이 가지고 있는 효능을 알면 평상시와 달리 '맛'을 음미하면서 먹거리를 즐길 수 있게 된다. 지금부터 다양한 맛 중 쓴맛과 매운맛에 대해서 알아보도록 하자.

《설문해자》에서 '쓴맛'은 '풀(草)의 맛'이라고 했다. 풀 스스로 동물들의 먹잇감이 되지 않도록 하기 위해 만든 일종의 '보호 맛'이 쓴맛인 것이다. 그래서 봄나물은 대부분 물에 우려 쓴맛을 제거한 후에 요리를 하는 것이다. 그렇지 않으면 쓴맛을 내는 알칼로이드(alkaloid), 배당체(配糖體) 등의 성분이 먹는 사람(또는 동물)을 설(泄)하고 조(燥)하게 만들기 때문이다. 설은 대변과 소변을 배설(排泄)하도록 유도하는 것을 말하고, 조는 부기를 없애거나 지방을 마르게 해서 북어처럼 몸을 건조(乾燥)시킨다는 의미다.

쓴맛은 약간 쓴맛과 강한 쓴맛으로 구별할 수 있다. 강한 쓴맛은 설사를 유발해서 거의 약초로만 쓰인다. 약간 쓴맛은 기운을 끌어올리고 식욕을 돋우며 몸을 가볍게 한다. 따라서 춘곤증으로 식욕이 없고 몸이 무겁고 기운 없을 때는 약간 쓴 봄나물을 먹으면 춘곤증 예방에 도움이 된다.

달래, 냉이, 씀바귀, 쑥, 돌나물, 두릅 등 봄나물은 특유의 향기로 식욕을 돋울 뿐 아니라 비타민 A·B·C 등이 골고루 함유돼 있다. 그중 봄 두릅은 향긋하면서도 쓴맛이 나며 단백질이 많다. 몸에 활력을 공급

월요병과 춘곤증

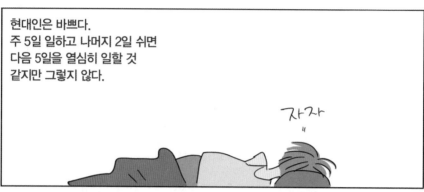

현대인은 바쁘다.
주 5일 일하고 나머지 2일 쉬면
다음 5일을 열심히 일할 것
같지만 그렇지 않다.

자자
"

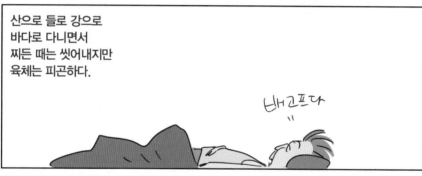

산으로 들로 강으로
바다로 다니면서
찌든 때는 씻어내지만
육체는 피곤하다.

배고프다
"

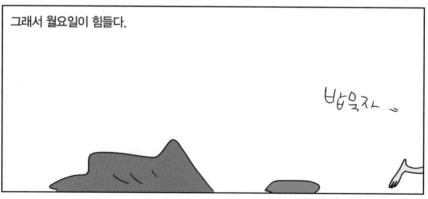

그래서 월요일이 힘들다.

밥먹자 =

옛날에는 봄, 여름, 가을에
농사 짓고 겨울이면 푹 쉬었다.
그래서 춘곤증이 없었다.

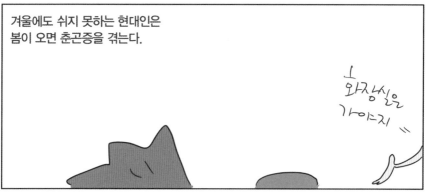

겨울에도 쉬지 못하는 현대인은
봄이 오면 춘곤증을 겪는다.

겨울에 푸른 잎 채소 섭취가 부실해서
비타민이 부족하면 춘곤증이 생긴다는데
현대인이 채소를 많이 먹는다고 춘곤증이
사라질까? 제대로 쉬어야 한다.
잘 쉬어야 일도 잘한다.

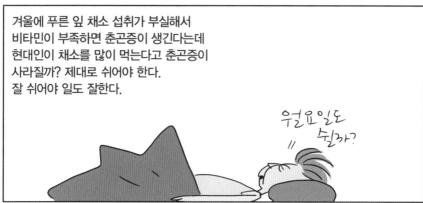

해주고 피로를 풀어준다. 또 아침에 잘 일어나지 못하는 춘곤증을 이겨내는 데 최고의 나물이다. 두릅에 많이 함유되어 있는 사포닌과 비타민C 성분이 암을 유발하는 물질인 나이트로사민을 억제시켜준다. 냉이는 피를 맑게 하고 동맥경화를 예방하며 변비완화와 소변을 시원하게 보게 한다. 또한 풍부한 엽록소는 혈액과 간장의 콜레스테롤 상승을 억제시키고 당질, 단백질, 수분 등 각종 대사기능을 향상시킨다.

영양만점 봄나물을 제대로 먹는 법이 있다.

1. 어린 새순을 고른다. 억세고 웃자란 것보다 맛이 좋고 영양가도 높다.

2. 나물의 독특한 향과 맛을 살리기 위해 자극성이 너무 강한 양념은 되도록 적게 쓴다. 봄나물을 무칠 때는 간장, 초고추장, 된장 등으로 간을 한다.

3. 냉이와 취나물은 끓는 물에 뿌리와 줄기를 무르게 삶은 뒤 찬물에 담가 쓴맛을 뺀다.

《차사난지》라는 책에서 매운맛은 '하늘의 맛(天之味)'이라고 표현하면서 위로 올라가서 아래로 내려온다고 하였다. 하늘이라 하면 막힌 곳이 없어서 위, 아래, 옆으로 소통하는 힘이 강하다. 고로 매운맛이 나는 것들은 땀을 내서 피부로 발산시키고 기를 잘 돌려 통하게 하는 작용이 있다.

몸에 좋은 매운맛을 내는 것으로는 고추나 생무, 생마늘, 생양파를 들 수 있다. 이걸 먹으면 눈물이 나고 땀이 나며 열이 난다. 찬 기운이 침범했을 때 소주에 고춧가루 타 먹으라는 말이 바로 여기서 나온 것이다(단 감기 초기에만 효과가 있다).

마늘과 양파의 매운맛과 독특한 향을 내는 성분은 '알리신(allicin)'으로, 알리신의 주요 기능은 살균·항균 작용과 더불어 면역력을 높이는 것이다. 마늘과 양파, 2가지 모두 따뜻한 성질은 가진 것으로 분류된다.

우선 마늘은 '페니실린보다 더 강한 항생제'라 할 정도로 항균기능이 뛰어나 인체의 면역력과 저항성을 높여 준다. 마늘은 2002년 미국 《타임》지가 선정한 '세계10대 건강식품'에 올랐고, 미국 국립암연구소(NCI)가 선정한 일등 항암식품이기도 하다.

양파에는 알리신과 함께 다량 함유된 '케르세틴(quercetin)'이라는 성분이 혈액순환을 도와 고혈압이나 동맥경화 등 성인병을 예방해 준다. 즉 '양파=피를 맑게 하는 음식'이라는 것이다. 또 지방 성분을 분해하는 양파는 다이어트식품으로도 각광받고 있다. 기름진 음식을 많이 먹는 중국인들이 살이 찌지 않고 성인병에 잘 걸리지 않는 이유가 양파를 많이 먹기 때문이라는 설도 있다.

나른해지는 봄철은 마늘과 양파의 톡 쏘는 알싸한 매운맛이 필요한 때다.

입맛을 되돌리는 창출의 맛

창출은 매운맛과 쓴맛이 동시에 난다. 《동의보감》에는 '창출의 성질은 따뜻하고 맛은 쓰고 매우며 독이 없다. (중략) 달여서 오래 먹으면 몸이 가벼워지고 오래 산다.'고 하였다. 창출은 비타민 A, 비타민 D와 같은 다양한 영양성분이 풍부하고 독성도 없어서 별다른 부작용 없이 복용이 가능하다고 한다. 창출은 집에서 차로 쉽게 마실 수 있다. 창출차를 만드는 법은 간단하다. 말린 창출을 6~10g을 준비하고 700ml의 물에 넣어서 끓여준다. 매일 2~3잔씩 섭취해주면 도움이 된다. 특히 봄이나 가을에 뿌리를 말려서 복용하면 좋다.

창출차의 효능은 다음과 같다.

1. 시력개선
시력을 개선해주고 눈의 피로를 풀어줄 뿐만 아니라 기력을 채우는 데도 큰 도움이 된다고 알려져 있다.

2. 소화기능 개선
소화계통이 좋지 않아서 자주 설사를 하거나 구토를 하고 소화가 잘 되지 않는 사람에게 좋다.

3. 입맛 되돌리기
입맛이 없을 때 입맛이 되돌아오도록 도와준다. 특히 입맛이 없는 더운 여름철, 너무 더워서 몸에 힘이 없을 때 마시면 도움이 된다.

조선 시대 왕들은
어떤 차를 마셨을까?

　하루도 빠짐없이 조선시대 왕들의 일거수일투족을 그대로 기록한 《승정원일기(承政院日記)》는 현재까지 총 3,243권에 이르는 분량(화재로 없어진 부분은 제외)이 전해지고 있다. 태조부터 철종까지 25대 472년간의 역사를 기록한《조선왕조실록(朝鮮王朝實錄)》이 4,768만자로 이루어져 있는데 비해 인조 원년인 1623년부터 1910년까지 288년간의 역사를 기록한《승정원일기》는 2억 4,125만자로 이루어져 있다고 하니 그 방대함에 놀랄 수밖에 없다. 그런《승정원일기》을 살펴보면 조선의 왕들도 현대인들이 커피를 좋아한 것처럼 차(茶)를 즐겨 마셨다는 것을 알 수 있다.

　조선의 왕들은 갈증이 날 때 물 대신 차를 마셨다. 이런 용도로 마신 차의 종류가 수도 없이 많으나 그중에서 현대인이 응용할 수 있는 몇 가지 차를 소개하려고 한다.

오미자차는 갈증 해소에 좋다. 필자는 가끔 노인대학에서 강의를 하는데 끝나고 나면 반드시 받는 질문이 '자리끼'에 대한 내용이다. 자리끼는 잠자리에서 마시려고 떠 놓은 물을 말하는데, 수시로 입이 마르는 노인들에게는 필수품이다.

이때 필자는 물 대신 오미자차를 권한다. 오미자는 물처럼 갈증을 순간적으로 해소하는 것이 아니라 진액(영양 물질)을 생성해서 갈증을 멈추게 하는 생진지갈(生津止渴)의 대표적인 약재이기 때문이다. 진액이 부족한 노인이 오미자차를 마시면 진액도 보충하고 갈증도 해소하는 일석이조의 효과가 있다.

오미자차를 만드는 법은 아주 간단하다.

1. 하루 분량으로 오미자 10~20g 정도를 준비한 후 생수에 담가 둔다. 여름은 하루 정도, 겨울은 2~3일 정도 담가 둔다.
2. 오미자를 우린 물에 약간 달달할 정도로 꿀을 넣고 갈증이 날 때마다 수시로 마신다.
3. 한 번 우려낸 오미자는 이틀 치를 모아 한 번 더 우려낸다.

땀을 너무 많이 흘려 기진맥진할 때는 생맥산(生脈散)을 권한다. 생맥산도 갈증 해소에 탁월한 효과가 있다. 《동의보감》에서는 무더운 여름에는 기를 보해야 한다(夏暑宜補氣)고 하면서 그 처방으로 생맥산을 꼽고 있다.

생맥산은 땀을 너무 많이 흘려 기진맥진(氣盡脈盡)한 사람에게 아주 좋은 음료이다. 효종 4년(1653년) 5월 16일 《승정원일기》 기록을 보면 '생맥산은 하절다음(夏節茶飮), 불구첩수지약(不拘貼數之藥)'이라고 쓰여 있다. 이것을 해석하면 '여름에는 차처럼 마시는데 첩수에 구애받지 않는다'는 뜻이다.

맥문동 8g, 오미자와 인삼 각각 4g을 넣고 달이면 1회 분량의 생맥산을 만들 수 있고, 여기에 곱하기 2를 하면 하루 분량이 된다. 참고로 맥문동은 맛이 달고 약간 쓰며 성질이 차기 때문에 폐, 위, 심장의 열을 식히고 각 장기의 활동을 도와 온몸에 에너지를 불어넣어 주는 효과가 있다.

《동의보감》이 소개하는 건강차

경락이 잘 통하지 않고 나른할 때는 귤피일물탕을 쓴다. 깨끗하게 씻은 귤껍질을 달여 마시는 것이다. 차는 탕(湯)과 달리 약재의 종류가 1~3개 정도인 경우가 많다. 그래서 탕약처럼 효과는 세지 않으나 가벼운 이상 증세의 경우는 충분히 바로잡을 수 있다. 《동의보감》에 언급되어 있으며 집에서 간단하게 끓여 마실 수 있는 건강차를 소개한다.

① **총(蔥)차** 파 밑동을 달인 것인데 몸살기가 돌면서 열이 나는 증상에 좋다. 파 냄새에 약 성분이 많으니 냄새가 날아갈 정도로 오래 달이면 안 된다. 설렁탕에 생파를 넣는 것도 같은 이유다.

② **강(薑)차** 생강차는 속을 따뜻하게 하면서 담이 삭아지게 한다. 담이

기를 순행시키는 귤피일물탕

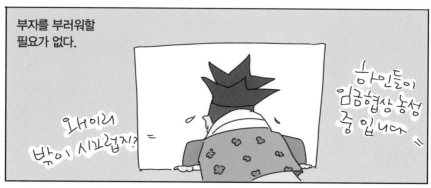

부자를 부러워할
필요가 없다.

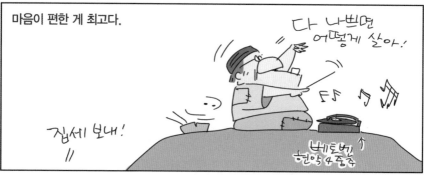

마음이 편한 게 최고다.

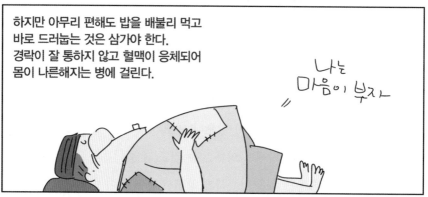

하지만 아무리 편해도 밥을 배불리 먹고
바로 드러눕는 것은 삼가야 한다.
경락이 잘 통하지 않고 혈맥이 응체되어
몸이 나른해지는 병에 걸린다.

흐르는 물은 썩지 않고
움직이는 지도리는 좀먹지 않는다.

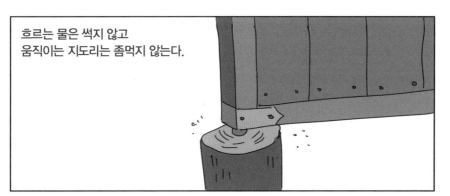

한가하면 기가
막히거나 뭉친다.
나른함이 가벼울 때는
움직이면 낫지만
심할 때는
귤피일물탕을 쓴다.

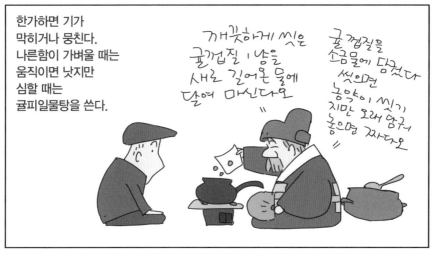

사람은 항상 힘을 써야 한다.
허나 너무 피로할 때까지
힘을 쓰면 이건 순환을 위한
운동이 아니고 노동이다.

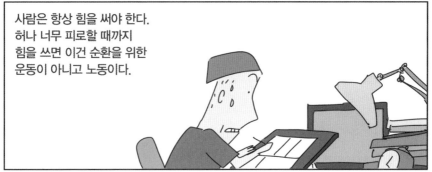

자주 결리는 사람은 생강차를 꾸준히 먹는 것이 좋다. 멀미나 구토를 가라앉히고 입덧에도 잘 듣는다. 노인들의 가래 증상에도 효과가 좋다. 공자는 생강이 있어야만 식사를 했다는 기록이 《논어》에 나온다.

③ **소엽(蘇葉)차** 가벼운 감기 기운과 가슴에 맺힌 것을 풀어준다. 소화에도 도움을 주는데 경상도에서는 매운탕을 끓일 때 소엽을 넣기도 한다. 잎의 뒷면이 자주색이면서도 향기가 좋은 것이 상품(上品)이며 차조기 잎이라고도 부른다.

④ **소강(蘇薑)차** 강차와 소엽차를 따로 구분했던 시절도 있지만 어느 순간부터는 소강차로 통일해서 쓴다. 웬만한 감기 증상은 소강차로 좋아질 수 있다.

⑤ **귤피(橘皮)차** 귤의 껍질로 만든 차다. 가슴이 답답한 것을 물리칠 경우에는 주황 껍질 속에 있는 흰 부분을 제거한 후 차를 끓인다. 반면 비와 위의 기능을 좋게 할 경우에는 흰 부분을 그대로 두고 차를 끓인다.

⑥ **삼귤(蔘橘)차** 인삼과 귤피를 같이 넣고 끓인 차. 기운이 없는 사람의 가슴이 답답할 때 쓴다.

⑦ **상지(桑枝)차** 뽕나무 가지로 만든 차다. 이른 봄 잎이 돋지 않은 가지를 베어내서 볶아 물에 달여 마셔야 효과가 있다. 어깨나 관절 부위가 아플 때 좋다. 내리는 기운이 강해 기침이나 상기(上氣, 기가 위로 몰림) 증상을 좋게 하며 소변이 시원하게 나가도록 한다.

⑧ **국화(菊花)차** 국화는 늦게까지 꽃이 핀다. 그중 늦가을에 서리를 맞

고 꽃이 핀 국화를 상품으로 여긴다. 국화차는 머리와 눈을 시원하게 하며 두통과 어지럼증을 다스린다.

⑨ **기국(杞菊)차** 나이 든 사람이 국화차를 써야 할 경우에는 구기자를 함께 넣은 기국차를 쓴다. 구기자는 간(肝)과 신(腎)의 기능을 좋게 하는 대표적인 약재. 우암 송시열은 이 구기자와 국화를 얼마나 좋아했던지 그의 거처를 기국정(杞菊亭)이라고 이름 지었다. 나이 83세에 사약을 받고 숨을 거두는데 1잔으로 죽지 않아 3잔을 마셨다는 기록이 있다.

왕들이 마셨던 차 중 가장 탐나는 차

조선의 왕들이 마신 차 중에서 필자가 가장 탐나는 차는 산사(山査)나무 열매 말린 것을 끓여 만든 산사차다. 그 당시에는 산사차가 오래된 체증과 고기를 소화시키며 상처로 헌 곳을 빨리 아물게 하는 용도로만 쓰였다. 하지만 요즘은 산사차의 용도가 다양해졌다. 산사차의 효과를 살펴보면 다음과 같다.

① 소화기 계통에 탁월한 효과

산사는 지방 분해 효소인 리파아제가 들어 있어 소화를 촉진하는 효과가 뛰어나 고기를 먹고 체했거나 소화가 안 될 때, 혹은 속이 더부룩할 때 좋다. 탄산음료나 커피 대신 산사차를 마시면 소화에 도움이 된다. 중국에서는 고기를 먹고 나면 후식으로 산사를 먹어 소화를 원활하게 하는 풍습이 있기도 하다. 별개의 이야기지만 산사는 싼 편에 속하는 한약재다. 다른 고기집과 차별화를 생각하는 사장이라면 후식으로 손님들에게 산사차를 대접하면 어떨까.

② 피를 맑게 한다

산사는 피에 작용하는 약으로 많이 쓰인다. 산사의 구성 성분인 사포닌, 플라보노이드는 혈압을 낮추고 부정맥을 완화해준다. 기를 잘 통하게 해 피가 뭉친 어혈을 치료하며, 혈압을 낮추고 피를 깨끗하게 해주기 때문에 고지혈증 환자나 동맥경화증에 많이 사용된다. 또한 피를 맑게 하기 때문에 기억력을 좋게 할 뿐 아니라 치매 예방에도 도움이 된다.

③ 다이어트 효과

고기를 뜻하는 우리말 표현 중에 '남의 살'이라고 있다. 남의 살을 잘 소화시켜 주는 산사는 '나의 살'도 잘 소화(분해)할 수 있다. 실제로 몇몇 유명한 비만 치료제 중에 산사가 들어 있다.

차를 많이 마셔도 괜찮을까?

요즘은 습관적으로 차를 마시는 사람들이 많다. 조선의 왕 중에서도 그런 사람이 있었으니 바로 영조(英祖, 1694~1776)다. 《승정원일기》의 기록을 보면 의원 진원이 영조의 증세에 대해 묻자, 왕이 답변하는 장면이 나오는데, 다음과 같다.

"옥색을 살펴보니 붉은 기운이 있는데 이것은 화(火)가 분명합니다. 차를 자주 올리는데 혹 갈증이 있어서 그러한 것입니까? 차는 의관에게 물어 의논하여 병에 마땅하고 맛이 좋은 것을 선택하여 올리는 것이 좋겠습니다."라고 간한다.

이에 영조는 "차는 매번 봄에 또는 갈증이 날 때 마실 뿐 많이 마시지 않는다"라고 변명을 했다. 다시 진원이 "차를 자주 올리면 어찌 조담(助痰)의 근심이 없겠습니까?"라고 묻자 영조가 대답을 하지 못했다는 기록이 있다.

여기서 '조담'이란 담을 생성하게 한다는 뜻인데, 차를 많이 마셔 나타나는 부작용이다. 한의학에서 '담'은 체내의 수분 대사가 원활하지 못해 생기는 이상 물질을 일컫는다. 다시 말해 차를 많이 마시는 사람의 경우 가벼운 운동이나 야외 활동을 통해 차를 마신 만큼 수분을 땀으로 배출해주지 않으면 담으로 고생하게 된다.

웰빙 음식, 보리밥의 재발견

보릿고개, 보리죽, 보리떡 등 '가난의 상징'으로 여기던 보리의 위상이 달라져도 많이 달라졌다. 작년 가을에 걷은 쌀이 바닥나고 굶주릴 수밖에 없는 춘궁기에 먹던 보리밥이 오늘날은 성인병을 예방하는 웰빙 식단으로서 각광을 받고 있다.

보리의 원산지는 티베트이며 재배역사는 7000~10000년이 된다고 한다. 우리나라에서는 경기도 여주군 점동면에서 BC 5~6세기의 껍질보리가 출토된 것으로 보아 최소 2500년 전부터 보리를 재배한 것으로 추정하고 있다.

보리는 크게 겨울보리와 봄보리로 나누는데 남한 지역에서 재배하는 보리는 대부분 가을에 심어 봄에 거두는 겨울보리이다. 봄에 심어 가을에 거두는 봄보리는 겨울이 너무 추워 동사(凍死)할 수 있는 강원

열이 나면 보리 주머니

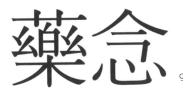
藥念
약념

음식물에 넣어서 맛을 내는 것이 양념이다. 양념이라는 말은 약념에서 나왔다. 약처럼 생각하고 음식에 첨가하라는 뜻이다.

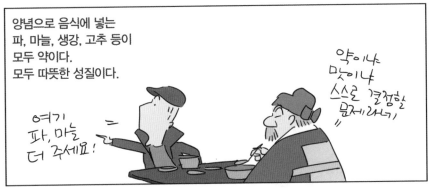

양념으로 음식에 넣는 파, 마늘, 생강, 고추 등이 모두 약이다. 모두 따뜻한 성질이다.

여기 파, 마늘 더 주세요!

약이나 맛이나 스스로 결정할 문제라니

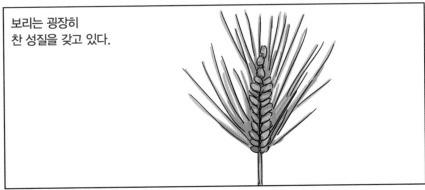

보리는 굉장히 찬 성질을 갖고 있다.

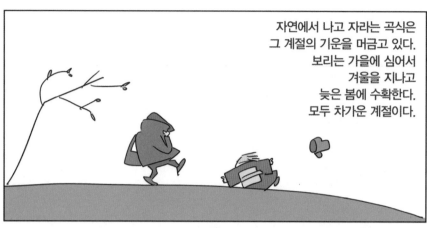

자연에서 나고 자라는 곡식은
그 계절의 기운을 머금고 있다.
보리는 가을에 심어서
겨울을 지나고
늦은 봄에 수확한다.
모두 차가운 계절이다.

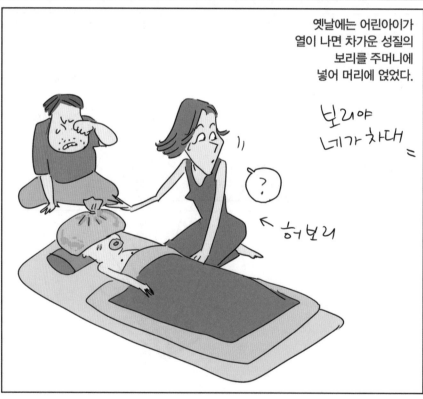

옛날에는 어린아이가
열이 나면 차가운 성질의
보리를 주머니에
넣어 머리에 얹었다.

보리야
네가 차대

?

← 허보리

도 산간 지역이나 북한 지역에서 재배한다. 참고로《동의보감》에서는 겨울보리가 봄보리보다 약으로서의 효과가 더 좋다고 쓰여 있다. 이렇게 겨울을 지낸 보리는 성질이 약간 차고(微寒) 맛은 짜며 독이 없다. 또한 입안에 들어가면 미끌미끌해서 잘 안 씹히는데,《동의보감》에서는 이를 활(滑)이라고 표현하고 있다. 지금부터 보리의 효능에 대해 자세히 살펴보자.

① 콜레스테롤 수치 저하

혈관에 낀 때(콜레스테롤)를 미끌미끌 잘 벗겨낸다. 다시 말해 보리밥은 혈관의 때를 씻어줌으로써 피를 맑게 하고, 피가 맑아지면 혈관이 젊어지니 심장질환 예방에 도움이 된다.《동의보감》에서도 '오랫동안 보리밥을 먹으면 풍(風)기운이 동하지 않는다'고 적혀 있다. 이는 뇌출혈이나 뇌경색을 예방할 수 있다는 의미다. 그래서 파키스탄에서는 미음처럼 묽게 끓인 보리죽을 심장약 대신 많이 먹는다고 한다.

② 고혈압 예방

나이를 먹으면 혈관 또한 점점 노화가 진행되기 때문에 혈압이 상승하게 되어 고혈압 환자가 늘어나게 된다. 하지만 보리에는 혈관질환을 예방하는 데 효과적인 베타글루칸이라는 성분이 많이 들어 있어 보리밥을 먹으면 혈관이 튼튼해진다.

③ 당뇨 개선

당뇨병 환자의 경우 쌀밥은 혈당치를 상승시키기 때문에 환자의 병을 악화시킨다. 보리밥은 비타민B, 철분, 판토텐산, 엽산 등이 풍부하게 들어 있어서 당뇨병 환자의 대표적인 식이요법 식단으로 꼽힌다. 캐나다 앨버타농업연구소 연구팀은 보리 섭취가 당뇨병 환자에게 어떤 영향을 미치는지를 조사했다. 베타글루칸이 5.2% 함유된 보리빵을 사용한 결과, 당화혜모글로빈 수치(과거 2~3개월 동안 평균 혈당치)가 유의미하게 떨어졌고 공복 시 평균 인슐린 수치도 3개월 후 약 24%나 줄었다.

④ 변비 해소

보리밥은 활(滑)해서 변비도 미끌미끌 잘 내려가게 한다. 고구마의 20배, 쌀의 16배, 밀가루의 5배에 달하는 식이섬유를 함유하고 있는 보리밥은 장운동을 원활하게 하며 배변활동을 도와주어 변비 해소에 뛰어난 효과가 있다. 오랜 변비로 고생하는 사람은 보리밥을 꾸준히 먹으면 도움이 된다.

⑤ 지방간 예방

고기를 전혀 안 먹는 채식주의자도 지방간이 생길 수 있다. 그 이유는 탄수화물 과다 섭취 때문이다. 평소 탄수화물 섭취가 많은 사람이라면 쌀밥 대신 쌀과 보리를 9:1로 섞은 보리밥을 먹음으로써 지방간을 예방할 수 있다.

⑥ 여드름 개선

보리는 거칠어진 피부를 매끄럽게 만들어준다. 특히 걸핏하면 신경질을 부리는 남자 고등학생의 경우 대개 여드름이 등에 날 정도로 심각한데 보리밥을 먹으면 그 열을 식힐 수 있다. 보리밥을 싫어한다면 진한 보리차 물을 매일 마셔도 여드름에 효과를 볼 수 있다. 하루 분량의 보리는 10g 정도이다. 이렇게 성인병을 예방하는 웰빙 식단으로서 보리밥이 인기를 끌고 있지만 삼가해야 할 사람도 있으니 주의가 필요하다.

- 임신이나 생리 중인 여자다. 임신 중에 아랫배가 얼음처럼 차면 일주일 내로 유산이 될 수 있다고《동의보감》에 적혀 있다. 그래서 임신 중에는 찬 음식을 금해야 하는데 보리는 대표적인 찬 음식이다.
- 설사를 할 때다. 보리밥은 변비에 효과적인 만큼 설사를 할 때는 삼가는 것이 좋다.
- 방귀를 시원하게 뀔 수 없는 장소에 가기 전에는 보리밥을 먹지 않는 것이 좋다. 보리밥은 장운동을 원활하게 하여 배변 작용을 도와주다 보니 그 와중에 가스(gas)가 많이 발생하게 된다. 보리 방귀는 냄새는 안 나지만 소리가 대단히 요란해서 아무도 모르게 조용히 실례(失禮)하기가 어렵다.
- 추위를 많이 타는 사람이다. 특히 이런 사람은 겨울에 보리밥을 안 먹는 것이 좋다. 보리는 얼음찜질을 대신할 만큼 차다. 70대 후반의 할머니가 추위를 너무 많이 타고 소화가 안 되어 한의원을 방문한 적이 있

다. 한참 이야기를 하다 보니 아들이 당뇨병이라 며느리가 해주는 보리밥을 매일 같이 먹는다고 했다. 이후 쌀밥으로 바꾸고 나서 속이 편해졌고 추위도 덜 타게 되었다.

궁금해요

음식별 궁합

보리는 찬 성질의 음식이다 보니 오래전부터 열을 식히는 음식으로 많이 쓰여 왔다. 그래서 보리밥은 추운 겨울보다 더운 여름에 좋은 음식이다. 예로부터 찬 성질의 보리밥을 먹을 때 더운 성질의 음식인 고추장과 같이 비벼 먹었다. 음식의 조화를 위해서다. 즉 한쪽에 치우친 음식만을 섭취하는 것을 염려해 음식 궁합을 고려했던 것이다.

마찬가지로 오이는 찬 성질이다. 그래서 오이소박이를 담글 때 따뜻한 성질의 부추를 넣는다. 궁중에서는 마늘을 잘게 썰어 부추와 함께 넣기도 했다.

생선회를 먹을 때도 마찬가지이다. 바다에 사는 생선도 난류에서 자라느냐 한류에서 자라느냐에 따라 정도의 차이가 나지만 육고기와 비교하면 찬 성질에 속한다. 그래서 회를 먹을 때는 따뜻한 성질의 식초를 친 생강(초생강)과 꼭 함께 먹는 것이 좋다. 또 겨자에 찍어 먹어야 별 탈이 없는 것이다. 회를 먹을 때는 찬 성질의 맥주보다는 따뜻한 성질의 소주가 궁합이 맞다.

밥 안 먹는 아이, 어떻게 하죠?

허준 선생이 《동의보감》을 집필할 당시는 밥 안 먹는 아이로 고민하는 경우가 없었는지, 책에는 이런 증상에 대한 언급이 별로 없다. 오히려 '너무 자주 먹게 하지 말고, 또 지나치게 배부르도록 먹게 하지 않아야 비위(脾胃)의 손상을 막을 수 있다'고 적혀 있다.

요즘은 세상이 달라졌다. 한의원을 찾는 부모의 걱정 중 1위는 '아이의 키가 또래보다 작다', 2위는 '아이가 밥을 잘 안 먹는다'이다. 아이의 키가 작다는 것은 성장기 때 잘 먹지 않아서 키가 작다는 말과 같으니, 결국 한의원을 찾는 부모들의 궁극적 고민은 '밥 안 먹는 아이, 어떻게 하죠'인 셈이다. 지금부터 밥 안 먹는 아이가 밥 한 공기를 뚝딱 먹게 하는 방법으로 무엇이 있는지 알아보자.

간식을 확실하게 줄여라

아이가 밥을 잘 먹지 않으면 엄마는 이만저만 걱정이 아니다. 실랑이 끝에 아이 밥 먹이기에 실패한 엄마는 '밥을 안 먹으니 다른 것이라도 먹여야지'라며 아이가 좋아하는 과일, 빵, 우유, 요구르트, 주스, 과자뿐만 아니라 햄버거, 피자 등을 사다 먹인다. 일단 아이가 끼니를 해결하는 데는 성공했을지 모르나 이것저것 먹은 아이는 정작 밥때가 되면 배는 부르고 입맛도 없다. 그러니 젓가락으로 밥알을 세듯 깨작깨작 밥을 먹는 악순환이 반복된다. 보다 못한 엄마가 직접 밥을 떠먹여주기도 하는데, 심할 경우 몇 숟가락 먹이는데 1시간이 걸리는 경우도 있다.

이럴 경우 엄마는 어떻게 해야 할까? 일단 간식을 확 줄여야 한다. 아이 주변에 밥을 대신할 먹거리가 많으면 아이는 밥때가 돼도 즐겁지가 않다. 게다가 간식 위주의 식사를 하면 아이의 입은 즐거울지 모르나 아이의 몸은 축이 나게 된다.

우리 몸은 정(精), 기(氣), 신(神)으로 이루어져 있고, 이 3가지는 오곡(五穀), 곧 밥에 의해 만들어진다.《동의보감》에는 오곡과 정, 기, 신의 관계에 대해 다음과 같이 설명한다.

세상 만물 중에 오곡만이 치우치지 않는 맛(正)을 가지며 오곡의 담담한 맛이 정(精)을 잘 기를 수 있다. 죽이나 밥을 끓이면 가운데로 걸쭉한 밥물이 흘러들어 엉기는데 이것은 쌀의 정미(正味)로운 액체가 모인 것으로, 이것을 먹으면 정을 만드는 데 최고로 좋다.

매일 먹는 음식 가운데 정미롭고 잘 익은 것은 기(氣)를 더해준다. 이

때 기는 오곡에서 생기므로 운기 '기(气)' 자와 쌀 '미(米)' 자를 합하여 기운 '기(氣)' 자를 만들었다.

오미(五味)는 각각의 맛이 품고 있는 것이 다르며 '오장의 기운(五氣, 오기)'을 기른다. 이 오기가 고르게 잘 생기게 되면 진액(津液)과 서로 합하여 신(神)이 저절로 생긴다.

이를 풀어서 요약하면 간식을 줄이고 담담한 맛의 으뜸인 밥을 잘 먹어야 성장기 아이의 키가 쑥쑥 자란다는 것이다. 맛이 느끼한 간식은 절대 밥을 대신할 수 없다. 특히 걸쭉한 밥물이 모이는 밥솥 중앙의 밥을 아이에게 먹이면 밥의 진액(精)을 먹는 격이니, 몸의 진액인 기초 체력이 좋아지게 된다.

아이가 밥을 잘 먹게 만드는 한약을 부탁하는 부모에게 필자는 이렇게 말한다. "아이가 식사 시간 이외에 먹는 것들을 일일이 적어보세요. 간식은 식사와 식사 시간 사이에 한 번 정도면 족합니다."

설탕을 멀리하라

《동의보감》에도 설탕에 대한 기록이 있다.

'사당(沙糖)은 성질이 차고 맛은 달며 독이 없다. 심장의 열로 입이 마르는 것을 다스린다. 성질이 차서 과용하면 설사하게 된다. 이것은 사탕수수 즙을 달여 만든 것으로 생김새가 모래알 같아서 사당이라고 한다.'

400년 전 쓰여진 《동의보감》에서는 약재로 불리던 설탕이 오늘날에는 많은 병의 근원으로 지목되고 있다. 참 아이러니한 일이다. 설탕의 위험성을 경고한 《슈거 블루스》라는 책에서는 설탕을 '달콤한 독(毒)'이라고 정의했다. 이유는 다음과 같다.

사탕수수를 하얗게 정제하는 과정에서 본래 사탕수수의 90%가 없어지며 단백질, 비타민, 무기질 등의 영양소가 모두 사라진다. 이렇게 영양가는 없고 칼로리만 있는 순수한 설탕을 먹게 되면 역으로 우리 몸속에 있는 영양 성분을 끌어다 쓸 수밖에 없다. 설탕을 소량 섭취할 때는 별 탈이 없겠지만 많이 섭취하게 되면 죽음에 이를 정도로 심각한 결과를 초래한다. 그래서 1973년 미국의 상원위원회에서는 설탕을 '반(反) 영양소'라고 규정했다.

1793년, 설탕을 싣고 가던 화물선이 난파하면서 선원 다섯 명이 9일 만에 구조된 적이 있었다. 구조 당시 그들은 모두 곧 죽을 것 같이 탈진한 상태였는데, 설탕과 럼주(사탕수수를 발효시켜 만든 술)를 먹으며 버텼다고 한다. 만약 물만 먹고 버텼다면 몸만 좀 수척해졌을 뿐 탈진 상태까지 가지는 않았을 것이다.

프랑스의 유명한 생리학자 프랑수아 마장디(F. Magendie)는 이 난파 사고에서 착안해 실험을 진행한다. 개들에게 설탕과 올리브 오일, 물, 이 3가지만을 먹도록 한 후 그 결과를 논문으로 발표한 것이다. 실험 결과 모든 개들이 쇠약해져 예정된 실험 기간을 채우지 못하고 죽고 말았다.

이 2가지 사실을 종합해보면 첫째, 계속해서 설탕을 먹는 것보다 안 먹고 견디는 것이 낫다. 둘째, 물만 마시면 수척해질 뿐 생명에는 지장이 없지만 설탕을 같이 먹으면 영양소 결핍이 생겨 죽게 된다.

이런 이유에서 중국에서는 설탕을 '회도(灰盜, 칼슘 도둑)'라고 하고, 《설탕 중독》이란 책에서는 설탕을 '달콤한 살인자'라고 했다. 덧붙여 필자는 설탕을 '식욕 도둑'이라고 부른다. 설탕이 들어간 음식을 많이 먹으면 입맛을 떨어뜨리기 때문이다. 우리 아이가 밥을 잘 안 먹을 경우, 단 음식을 자주 먹는 것은 아닌가 살펴볼 필요가 있다.

설탕이 나쁘다는 것이 공공연한 사실임에도 설탕 섭취량을 줄일 수 없는 이유는 아주 어릴 때부터 설탕에 입맛이 길들여졌기 때문이다. 《슈거 블루스》라는 책을 보면 '젖병에서 주사기까지'라는 주제로 많은 분량을 할애하여 키 크고 잘 생긴 백인 조지의 이야기를 싣고 있다. 젖병에 들어 있는 분유를 먹으며 처음으로 단맛을 알게 된 조지는 이후 시리얼과 오렌지 주스를 통하여 설탕을 계속 먹게 되고, 고등학교 테니스 대표팀이 되고 나서 당뇨병 판정을 받아 다리에 인슐린 주사를 놓게 된다. 10여 년을 더 고생한 다음 옆자리에 앉은 아홉 살 아이가 음식의 칼로리를 계산하는 광경을 보고 아무것도 물어볼 엄두가 나지 않았다는 것으로 글을 맺는다.

주인공 조지처럼 단 것을 끊고 싶은데 자꾸 단 음식에 손이 갈 때에 풍륭혈과 축빈혈을 알고 있으면 도움이 된다.

중앙에 나타나는 큰 힘줄 사이의 움푹 파인 곳을 잇는 선의 중간 점이 조구혈이다. 이 조구혈에서 뒤로 1촌 떨어진 곳에 위치한, 근육이 불룩한 곳이 바로 풍륭혈이다. 풍륭혈은 담(痰)이 소화기에 있을 때 반드시 선택하는 혈자리로, 담이 소화기에 있을 때 나타나는 증상과 설탕을

달콤한 살인자

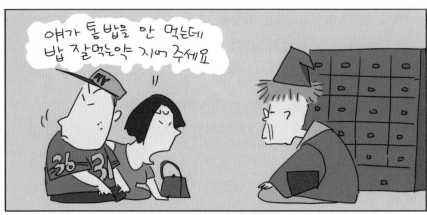

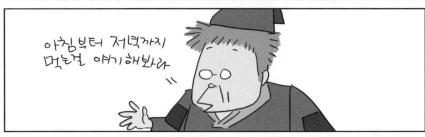

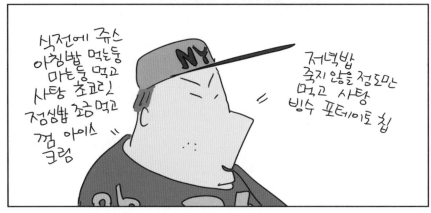

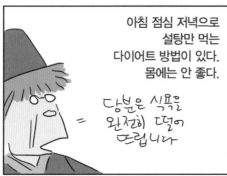

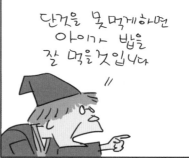

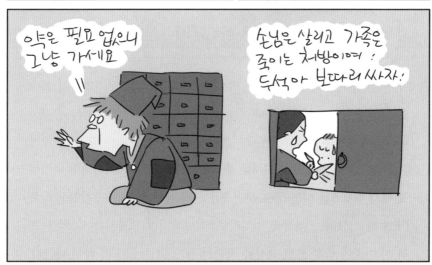

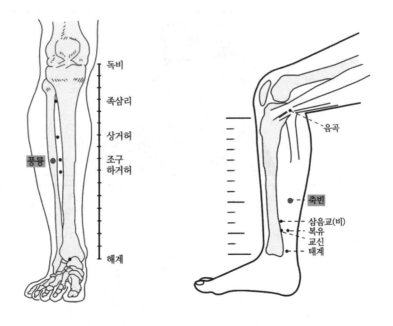

좋아하는 사람이 겪는 증상이 매우 유사하기 때문에 풍륭혈을 자극하면 단 것의 유혹을 뿌리치는 데 도움이 된다.

평상시 설탕을 좋아하는 사람이 '차만 타면 멀미가 나며 어지럽다', '이유 없이 기운이 없으며 식은땀이 난다', '가슴이 두근거리면서 몸이 떨린다', '불안하며 우울하다', '머리가 아프며 쉬 피로하다'는 증상이 나타나면 풍륭혈에 24시간 동안 은단을 붙여주면 도움이 된다.

축빈혈은 태계혈(안쪽 복사뼈 중심과 아킬레스건의 사이에 있는 우묵한 곳)에서 위로 5촌 되는 곳으로 근육과 근육 사이에 있다. 축빈혈은 하독(下毒)을 치료하는 최상의 혈자리로, 식중독이나 모르핀 등의 약물 중독 시 이곳에 뜸을 뜨면 설사를 하면서 몸 안의 독소가 다 빠져 나간다.

단 것도 중독의 일종이기 때문에 같은 효과를 볼 수 있다. 중국에서는 수은 중독과 같은 산업재해에도 응용하고 있다.

설탕 중독이 심한 사람의 경우는 풍륭혈뿐 아니라 축빈혈에도 은단을 함께 붙여주면 훨씬 효과를 볼 수 있다.

궁금해요

설탕으로 다이어트를 할 수 있다?

과학 잡지 《뉴트리션》의 편집 고문이자 캘리포니아 대학의 심리학과 교수인 세스 로버츠가 지은 《샹그릴라 다이어트》라는 책에는 '설탕 다이어트'에 대한 이야기가 나온다. 설탕과 올리브 오일을 정기적(반드시 식사 전후 1시간은 지나서)으로 먹으면 허기를 느낄 수 없게 되면서 식탐이 줄어들고 나아가 식사량을 조절할 수 있다는 것이다. 그런데 샹그릴라 다이어트의 가장 치명적인 맹점은 '달콤한 독'인 정제 설탕을 쓴다는 것이다.

효과적인 설탕 다이어트 방법은 비정제 설탕 1~3큰술 정도를 따뜻한 물에 녹여 천천히 마신다. 배가 고프다는 것을 잘 느낄 수 없으니 다른 다이어트 방법과 설탕 다이어트를 병행하면 훨씬 편하게 체중을 감량할 수 있다. 예를 들어 1일 1식 다이어트를 할 경우 온종일 배가 고프다. 그럴 때 사이사이 설탕물을 한 잔씩 마셔주면 허기를 달랠 수 있다.

시중에서 파는 설탕이 나쁜 이유는 정제 설탕이기 때문이다. 가끔 황설탕, 흑설탕을 비정제 설탕으로 오해하는 경우가 있는데 둘 다 '가면을 쓴 백설탕(정제 설탕)'임을 명심하자.

잠 못 드는 고통, 불면증

양 한 마리, 양 두 마리, 양 세 마리……

통계 조사에 따르면 불면증(不眠症) 환자는 국내에서 약 400만 명 정도에 이른다고 한다. 이 중에서 80% 이상이 1년 이상 지속된 불면증으로 치료가 꼭 필요하며, 사회적인 관심도 절실히 필요한 실정이다.

불면증은 어느 날 갑자기 찾아오는 것이 아니다. 건강한 사람이라도 일상생활에서 생긴 정신적인 긴장, 불안, 신체적 질환, 수면 습관의 변화 등으로 일시적으로 불면을 경험할 수 있다. 하지만 일시적 불면이 계기가 되어 만성적 불면증으로 이어지거나, 신체적인 질환으로 불면이 반복적으로 생길 경우 불면증으로 이어지게 된다.

불면증은 나이와 상관없이 발생하며, 아이들의 경우에는 잠을 제때 이루지 못하게 되면 발육에 문제가 생길 수 있다. 깊은 잠을 푹 자야만 성장 호르몬이 원활하게 분비되는데, 불면증이 지속될 경우 성장에 안 좋은 영향을 미친다.

성인들 또한 잠을 못 잘 경우 스트레스 호르몬이 증가하고 교감신경계의 항진을 일으켜 고혈압을 초래할 수 있고, 체중 증가와 비만, 당뇨병 등을 일으킬 수 있다.

이런 불면증을 치료하기 위해서는 불면증의 원인을 여러 각도에서 살펴봐야 한다. 한의학에서는 불면증의 원인을 아래의 5가지로 분류한다.

① **사결불수(思結不睡)** 생각을 지나치게 골똘하게 해 잠을 못 자는 경우다.

② **영혈부족(營血不足)** 과로, 수술, 출산 등으로 피가 부족해서 생기는 경우다.

③ **음허내열(陰虛內熱)** 음(陰, 호르몬 등)이 부족해서 허열(虛熱)이 생겨 잠을 이루지 못하는 경우다.

③ **심담허겁(心膽虛怯)** 갑자기 정신적으로 큰 충격을 받아 잠을 설치는 경우다.

④ **담연울결(痰涎鬱結)** 담(痰)이 가슴에 뭉쳐 잘 놀래고, 가슴이 두근거리는 불면증이다.

5가지 원인을 꼼꼼히 읽다 보면 한의학에서 바라보는 불면의 원인은 생활 속에서 쉽게 상상해볼 수 있는 것들이 많다. 그 치료법 역시 중증이 아닌 이상 생활 습관의 개선이나 간단한 침 치료 정도로 호전되는 경우가 많다.

숙면을 취하기 위해서는 우선, 잠들기 전 과한 운동은 금물이다. 대신 가벼운 스트레칭으로 몸의 긴장을 풀어주면 부교감신경이 활성화되어 잠자기 쉬운 상태가 된다.

밤은 음(陰)의 기운이 지배하는 때다. 충분한 휴식을 통해 부교감신경이 활성화되어야 신경이 안정된다. 만약 이때 화가 나 있거나 감정적으로 흥분되어 있다면 부교감신경 대신 교감신경이 활성화되어 쉽사리 잠들지 못하게 된다.

며칠 밤을 샌다든지 무리하여 일한 뒤에 오히려 잠을 이루지 못하는 경우가 있다. 현대 의학에서는 이것을 수면 시간에 혼란이 생겨 잠을 자야 할 시간에도 교감신경이 흥분 상태로 고정되어 있는 것이라고 설명한다. 한의학적으로는 허열로 잠 못 이루는 음허내열에 속한다. 이럴 때는 잠자기 전 격렬한 운동은 피하고 잠들기 1시간 전부터는 컴퓨터나 TV를 보지 않음으로써 흥분 상태를 진정시켜 주어야 한다.

다음으로 자기 전에 따뜻한 물로 발을 씻게 되면 신체 위쪽으로 올라온 열을 내려 숙면에 도움이 된다. 또한 수면양말을 신고 자는 습관을 들이면 가벼운 불면증을 해결할 수 있다. 온돌방에서 윗목에 머리를 두고, 아랫목에는 발을 두고 자는 이유가 여기에 있다.

상대적으로 체온이 낮은 노인들은 새벽에 잠을 깨는 경우가 잦은데 이것 역시 몸을 따뜻하게 함으로써 해결할 수 있다. 잠들기 전 족욕이나 반신욕을 하면 되는데 잠들고 싶은 시간 1시간 전에 하는 것이 좋다. 가끔 목욕을 하는 경우도 있는데, 너무 뜨거운 물은 교감신경을 자극하니 오히려 잠이 달아나게 된다.

잠에도 좋은 잠과 나쁜 잠이 있다. 좋은 잠이란 깨지 않고 숙면을 취하는 것이다. 취침 중 꿈꾼 것을 기억하지 못한다면 좋은 잠이다. 반면, 취침 중 여러 가지 꿈을 꾸고 취침 후에도 생생하게 기억한다면 깊은 잠을 취한 것이 아니라고 볼 수 있다.

좋은 잠을 자려면 우선 취침 공간이 어두워야 한다. 어두운 환경에서 더 깊은 잠을 잘 수 있기 때문이다. 《수면학》이란 책을 보면 현대인을 잠 못 들게 만든 최고 원흉은 전구를 발명한 에디슨이라는 우스갯소리(?)가 나온다.

몸에서 아직 잠들 준비가 되어 있지 않다면, 잠자리에서 뒤척이지 말고 과감하게 일어나 다른 행동을 하는 것이 좋다. 차분하게 마음을 가라앉히는 글을 읽거나 성경이나 불경 등 심적 안정을 주는 글귀를 따라 쓰다 보면 금세 졸음이 밀려온다.

카를 힐티(Carl Hilty)가 잠이 안와서 그 시간에 집필한 《잠 못 이루는 밤을 위하여》를 읽어 보는 것도 괜찮은 방법이다. 하품 등 잠이 올 것 같은 신호가 오면 바로 이불 속으로 들어가라.

숙면을 도와주는 메뉴

밤에는 음의 기운이 많아야 하는데, 음의 기운이 부족하면 상대적으로 양의 기운이 왕성해져 숙면을 방해하게 된다. 이럴 때는 음의 기운이 강한 음식을 보충해주는 것이 도움이 된다. 지금부터 음의 기운을 보충하는 음식에 대해 알아보자.

우리 몸의 낮과 밤

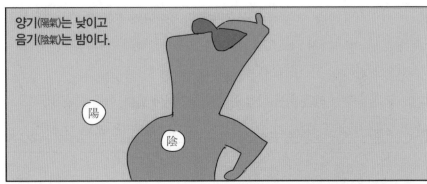

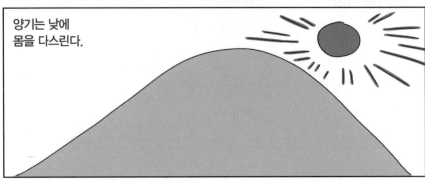

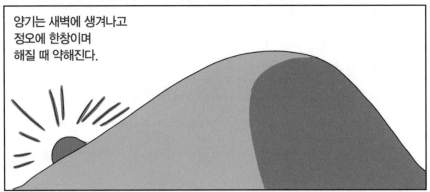

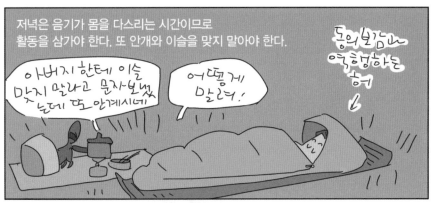

저녁은 음기가 몸을 다스리는 시간이므로
활동을 삼가야 한다. 또 안개와 이슬을 맞지 말아야 한다.

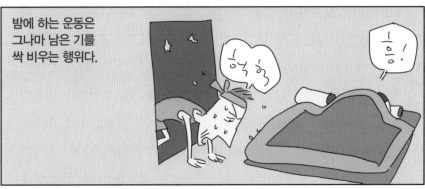

밤에 하는 운동은
그나마 남은 기를
싹 비우는 행위다.

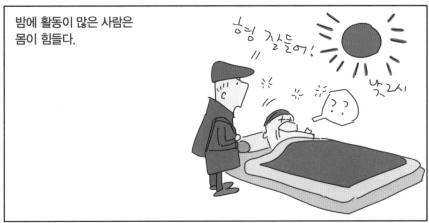

밤에 활동이 많은 사람은
몸이 힘들다.

숙면을 도와주는 최고의 음식으로 양파를 꼽을 수 있다. 대파와 달리 동글동글한 양파는 음의 성질이 강하니 안으로 모아주는 힘이 아주 세다. 저녁 식사 때 양파 0.5~1개를 된장에 찍어 먹으면 좋다. 그러나 불면에 좋다고 많이 먹으면 오히려 속이 쓰라리니 조심해야 한다.

생양파를 먹기 힘들다면 냄새만으로도 숙면을 취할 수 있다. 방법은 다음과 같다. 양파를 반으로 잘라서 3~4번 칼집을 낸 다음 접시에 담아 머리맡에 놔두면 양파의 알싸한 향이 퍼지게 된다. 이 향에는 유화 알린이라는 성분이 들어 있어 비타민 B1의 흡수를 도와주는데, 이 비타민 B1이 신경을 안정시켜 준다. 그래서 숙면에 도움을 주는 것이다.

대추도 대표적인 음의 먹거리다. 《동의보감》을 보면 '대추는 단맛으로 부족한 경맥의 기운을 도와주어서 음혈(陰血)을 보충한다. 음혈이 보충되면 경맥이 살아나기 때문에 능히 12경맥을 도와준다'고 하였다. 이렇게 피가 보충되면 얼굴색이 대추같이 변하고 심기(心氣)가 좋아져 불면증에도 역시 도움이 된다. 특히 겉에 있는 대추살보다는 안에 있는 대추씨가 숙면에 더 효과가 있기 때문에 살은 별로 없고 씨앗이 아주 굵은 산대추나 멧대추를 구하는 게 좋다. 약재명으로는 이것을 '산조인'이라 부른다. 이 산조인 하나만을 노릇노릇하게 볶아서 가루로 만든 후 저녁 식사 후에 티스푼으로 한 숟가락씩 복용하면 좋다. 가루를 못 먹는 사람의 경우는 꿀로 반죽하여 알약으로 만들어 복용한다.

불면증에 좋은 혈자리

신경이 너무 예민해서 잠이 오지 않을 때는 심경(心經)의 반장 원혈

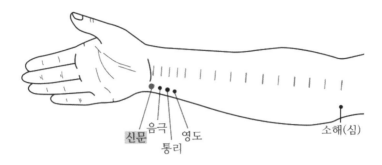

신문 음극 영도 통리 소해(심)

인 신문혈을 자극하는 것이 좋다. 손목 안쪽의 가로무늬 끝, 새끼 손가락 쪽에 있는 부위를 잘 살펴보면 굵게 잡히는 인대 두 가닥을 찾을 수 있다. 그 가운데를 누르면 우묵 들어가고 통증이 있으면서 맥이 뛰는 자리가 있는데 그곳이 바로 신문혈이다. 불면증이 있을 때는 이곳 신문혈에 음이 시작하는 오(午)시(오전 11시~오후 1시)부터 은단침을 붙여두자. 이때 나이 드신 분이라면 태충혈과 태계혈에도 같이 붙여두면 좋다 (태충혈과 태계혈은 '탈모와 흰머리에 좋은 하수오' 편에 소개하였다).

몸에서 가장 아래에 있는 용천혈도 샘이 용솟음친다는 뜻처럼 음의 기운이 강하니 불면증 치료에 도움이 된다(용천혈은 '겨울 양생, 신장을 튼튼하게 하라' 편에 소개하였다).

이번에 소개할 혈자리는 삼음교(三陰交) 자리다. 삼음교혈은 안쪽 복사뼈 중심 끝에서 음릉천혈까지를 13등분하였을 때 복사뼈 중심에서 위로 1부(夫) 되는 자리로, 정강이뼈 바로 뒷부분이다. 손(手)은 양에 해당하고 발(足)은 음에 해당한다. '발에 있는 3가지 음이 모두 만나는 자

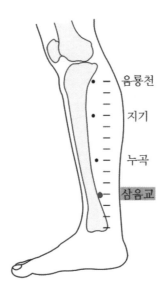

음릉천

지기

누곡

삼음교

리'라는 의미를 가진 삼음교는 음의 성질이 강해도 너무 강해 아침에 못 일어나면 어쩌나를 걱정해야 할 정도로 숙면에 탁월한 효과가 있는 혈자리다. 한 연구 결과에 따르면 12시 이후에 자는 사람은 그렇지 않은 사람보다 생리통이 심하다고 한다. 결국 삼음교혈은 잠을 잘 자게 하면서 생리통도 가볍게 할 수 있는 일거양득의 혈이 되는 셈이다.

혹시 불면증으로 고생하는 여자(남자도 가능)라면 오늘부터 잠들기 전 10분씩 삼음교 혈자리를 눌러보면 어떨까.

왜 자도 자도 피곤할까?

여름 최고의 보양식 삼계탕은 만성피로를 위한 보양식으로도 활용될 수 있다. 《동의보감》에 따르면 '닭고기에는 독이 약간 있으나 허약한 몸을 보호하는 데 좋기 때문에 식사요법에 많이 쓰고, 또한 간의 양기(陽氣)를 도움으로써 체내의 부족한 양기를 보충하는 효과가 있다'고 하였다.

자고 일어나도 몸이 개운치 못하고 피곤을 느끼는 경우가 많다. 그 원인은 2가지로 나눌 수 있다. 하나는 발을 내놓고 자는 습관 때문이다. 발을 이불 밖으로 내놓으면 기가 아래로 내려갈 수 없으니 깊은 잠을 잘 수 없다. 깊은 잠을 잘 수 없으니 항상 잠이 부족하고, 잠이 부족하니 더 자고 싶어지는 것이다.

또 하나는 양(陽)이 부족한 경우이다. 요즘 말로 하면 만성피로쯤으로 말할 수 있는데, 며칠 밤 깊이 잔다고 하여 그 피로가 풀리지 않는다. 이럴 때는 양을 보강하는 먹거리가 필요한데 황기를 많이 넣은 삼계탕을 권한다. 황기, 인삼, 닭 모두 양을 북돋울 수 있도록 도와주니 만성피로에는 황기 삼계탕으로 몸보신을 해주면 효과를 볼 수 있다.

분노와 중풍

　노인들이 가장 무서워하는 병은 무엇일까? 2007년 울산사회조사연구소의 조사에 따르면 1위가 치매(35.7%)이고, 2위는 뇌졸중(24.1%), 3위가 암(16.4%)이다. 사망률이 가장 높은 암보다도 지능이나 의지, 기억이 사라지거나 거동이 불편해지는 치매나 뇌졸중이 더 무서운 것이다. 죽을 때 죽더라도 정신과 몸이 온전했으면 하는 마음을 엿볼 수 있다.

　뇌졸중(腦卒中)은 한의학의 중풍(中風)과 유사하다. 뇌졸중은 '뇌의 일부분에 혈액을 공급하고 있는 혈관이 막히거나, 터짐으로써 그 부분의 뇌가 손상되어 나타나는 신경학적 증상'을 말하는데 예로부터 이 신경학적 증상을 '중풍'이라고 했다. 그런데《동의보감》에는 중풍은 아닌데도 중풍의 증상과 비슷하게 전신 혹은 반신이 마비되어 쓰러지는 병을 하나 더 소개하고 있다. 풍이 아니라 기(氣)에 적중(的中)되어 나타난다고 하는 중기(中氣)가 그것이다.

"중풍은 대개 치료가 불가능한데, 중기는 잠시 있다 곧 깨어나니 무엇 때문에 그러한가? 중풍이나 중기의 근원은 하나로 모두 분노로 인하여 생긴다. 사람의 오지(五志) 중에서 오직 화내는 것이 가장 심하니, 갑자기 병이 생기는 원인이 된다."고 하면서 중풍이나 중기의 원인을 모두 분노(忿怒), 곧 화냄으로 잡고 있다.

고장 난 보일러를 가지고 중풍과 중기를 비교할 수 있는데, 중풍, 중기 모두 보일러가 작동할 수 없는 것은 똑같다. 중풍은 보일러가 너무 과열되어 터진 것이라 할 수 있으니 그 터진 것으로 인하여 몸은 아직 따뜻하고 그 잔해물인 가래는 계속 나온다. 중기는 보일러를 연결하는 전원이 끊어진 것이니 몸이 차가우면서도 가래는 없다.

치료 방법도 차이가 날 수밖에 없다. 보일러가 과열되어 터질 때에는 기름을 모두 빼버려 더는 터질 것이 없게 하는 것이 상책일 것이다. 몸에서도 마찬가지이니 손가락 끝(십선혈, 十宣穴)을 찔러 피를 몇 방울씩 나오게 한다. 모든 십선혈에서 피가 나오는 것이 아니고 그중 몇 개의 혈에서만 피가 나오는데, 이것은 응급처치일 뿐 근본 치료는 아니다. 그러니 반드시 119에 먼저 응급환자 발생 신고를 하고, 십선혈에서 피를 빼는 것이 좋다. 가끔 십선혈에서 피를 빼 병이 더 악화되었다고 억지를 부리는 사람도 있으니, 가족이나 한의사가 아니라면 하지 않는 것이 좋다.

중기일 경우에 가장 대표적인 혈은 합곡(合谷)혈과 태충(太衝)혈인 사관(四關)혈이다. '체했을 때 좋은 처방' 편에서 소개한 적이 있는데 체기(滯氣)를 뚫어 주듯 중기도 풀어 준다. 침이 없어도 이 부분을 자극

중기와 중풍의 구별법

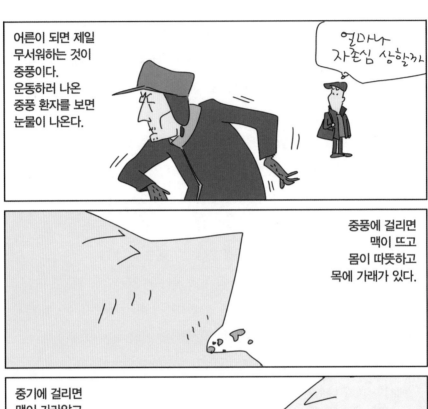

어른이 되면 제일 무서워하는 것이 중풍이다. 운동하러 나온 중풍 환자를 보면 눈물이 나온다.

얼마나 자존심 상할까

중풍에 걸리면 맥이 뜨고 몸이 따뜻하고 목에 가래가 있다.

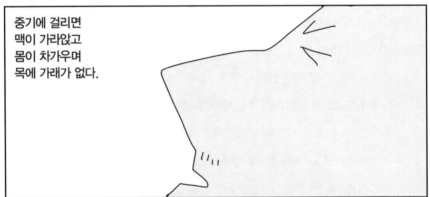

중기에 걸리면 맥이 가라앉고 몸이 차가우며 목에 가래가 없다.

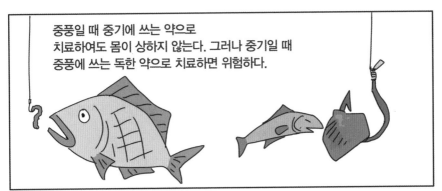

중풍일 때 중기에 쓰는 약으로
치료하여도 몸이 상하지 않는다. 그러나 중기일 때
중풍에 쓰는 독한 약으로 치료하면 위험하다.

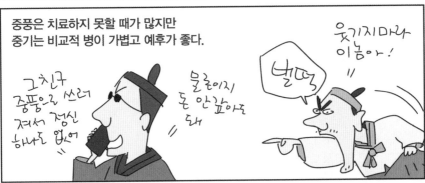

중풍은 치료하지 못할 때가 많지만
중기는 비교적 병이 가볍고 예후가 좋다.

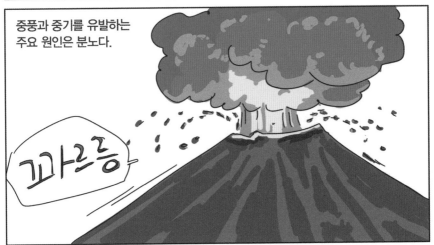

중풍과 중기를 유발하는
주요 원인은 분노다.

할 수 있으니 차디 찬 손바닥과 발바닥에 온기(溫氣)가 돌 때까지 치료하는 사람의 양 손바닥으로 계속 비벼 주는 것이다. 온기가 돌면 전원이 다시 들어왔다는 뜻이니 조금 있으면 자리를 털고 일어나게 된다. 이렇게 하지 않아도 '절대안정'을 취하면 《동의보감》의 표현대로 '잠시 있다 곧 깨어나니' 크게 걱정할 일은 아니다.

중풍에 걸리지 않게 하는 방법이 있다면 사람들은 그 방법을 배우기 위해 줄을 설 것이다. 더욱이 그 방법이 치매 예방에도 도움이 된다고 하면 서두의 통계에서 보았듯이 이 방법을 배우지 않으려고 하는 사람은 거의 없을 것이다. 《동의보감》에서는 중풍을 예방하는 방법을 소개하고 있는데 원문 그대로 여기에 소개한다.

"옛 현인의 시에 '화를 심하게 내면 불이 타올라 화기(和氣)를 태워 자신만을 상하니 어떤 일을 당하여도 더불어 다투지 마라. 그 일만 지나면 마음이 맑고 시원해지리'라고 하였다. 유공도(柳公度)는 양생을 잘 하여서 나이가 80이 넘었는데도 걸음거리가 가볍고 씩씩하였다. 어떤 사람이 그 방법을 묻자 '나에게 특별한 방법이 있는 것이 아니라 단지 평생 원기로써 감정을 북돋은 적이 없고 기해혈을 항상 따뜻하게 하였을 뿐이다.'라고 말하였다."

기해(氣海)혈은 기의 바다라는 뜻이다. 그래서 기해혈에 꾸준히 뜸을 뜨면 치매를 예방할 수 있으며, 분노 곧 화(火)냄도 억제할 수 있다. 유공도는 남자의 정(精)보다는 성냄을 더 주의한 것 같은데, 남녀 가리지 않고 치매와 중풍에 걸리지 않으려면 기해혈에 뜸을 뜨는 것이 좋다.

뜸은 어떻게 뜨는 걸까?

뜸은 침보다 역사가 깊은데, 지치지 않고 매일 꾸준히 뜨는 것이 중요하다.

1. 직접용 뜸을 1통 구입하면 한 사람이 한 달은 쓸 수 있다.
2. 쑥뜸을 약간 뜯어내어 쌀알만 하게 만다.
3. 몸이 약한 사람은 조금 헐렁하게 말고, 그렇지 않으면 단단하게 만다.
4. 혈자리 위에 쑥뜸을 세우는데 잘 서지 않기 때문에 뜸 밑에 약간의 침을 묻힌다.
5. 향불로 뜸에 불을 붙이는데 향불에 뜸이 달라 붙지 않게끔 주의한다.
6. 다 타면 재를 손으로 들어 내는데(여기까지가 한 장 뜬 것임) 불에 데지 않게 주의한다.

뜸을 뜰 때, 알아둘 사항이 있다.

1. 보통 저녁에 뜨는 것이 좋은데, 체력이 약한 사람은 한 자리에 3장, 그렇지 않으면 5장, 7장을 뜬다.
2. 효과가 나타나기까지 최소 2주에서 6주가 걸린다. 너무 조급해 하지 말고 꾸준히 뜨는 것이 좋다.
3. 얼굴처럼 살이 연한 부위에는 뜨지 않는 것이 좋다.
4. 간혹 물집이 생기기도 하는데, 작은 것은 그 위에 그대로 떠도 무방하고 큰 것은 터트려 소독한 후 며칠 뒤에 다시 뜬다.
5. 목욕 1시간 전후나 생리, 임신 때는 삼가는 것이 좋다.
6. 몇 군데 혈을 같이 뜰 경우에는 반드시 손, 머리, 몸통, 발의 순서 즉, 위에서 아래로 내려오는 순서에 맞춰 뜸을 떠야 한다.
7. 병이 있을 때는 병이 나을 때까지 뜨지만, 그렇지 않은 경우라면 봄, 가을에 한 달 정도씩 뜨는 것이 좋다(경칩에서 춘분까지. 입추에서 처서까지).

화병, 그 원인과 치료법

　우리는 일상생활에서 '화병이 났다', '울화가 치민다'라는 말을 자주 쓰고 또 자주 듣고 있다. 예전에는 남편과의 갈등, 시부모와의 갈등이 주원인이 되어 주부들에게서 화병이 빈번하게 발생했으나, 요즘에는 남성들에게서도 흔하다. 또 만성적인 스트레스에 노출되는 직장인에서 볼 수 있는 '직장인 화병', 최근의 학교 세태를 반영하는 '왕따 화병' 등 여러 임상 유형들이 발견되고 있다. 다시 말해 현대인은 누구나 쉽게 화병을 경험하고 있다는 말이다.

　화병이란 말은 중국 명나라 때의 명의였던 장개빈(張介賓, 1563~1640 년)이 처음 사용했으며 조선 시대에 한국으로 전해졌다. 하지만 1995 년 미국정신의학회에서 질병 분류표에 Hwa-byung(화병, 火病)을 정식으로 표기하면서 널리 사용되기 시작했다. 여기에서는 화병을 한국

민속증후군의 하나로, 영어로는 분노 증후군(anger syndrome)으로 번역되며 '한국인에게 특히 많은 특이한 질병. 분노의 억압으로 유발된다'고 정의하고 있다.

구체적으로 화병을 소개하면 다음과 같다. 화병은 일명 울화병이라고도 하는데, 6개월 이상 반복적인 스트레스로 인해 생긴 울화를 속으로만 삭히다가 생긴 병으로, 그 증상의 대부분이 열(熱)의 양상을 띠는 병이다. 한의학에서는 모든 부정적인 정서들이 해소되지 못하고 마음속에 남아 있다가 기운의 부조화, 즉 화의 기운이 지속적으로 일어나는 현상으로 표현한다. 그래서 마음속에 불만이 쌓이면 울화가 생기고, 노여워하면 기(氣)와 열이 머리 위로 올라가 얼굴이 벌겋게 달아오른다.

활활 타오르는 불길이 일정한 방향으로 번지는 것이 아니라 여러 방향으로 어지럽게 번지는 것처럼, 화병의 증상도 인체의 한 부분에서만 나타나는 것이 아니라 머리에서 발끝까지 온몸에서 나타난다. 화병이 심하면 심할수록 나타나는 증상도 전신에서 다양하게 나타난다. 심지어 자살에 대한 생각이 증가하여 실제로 행동으로 옮기게 될 위험성이 크므로 하루빨리 치료하는 것이 중요하다.

그렇다면 화병을 고치기 위해서는 어떻게 해야 할까?

화병을 가라앉히는 최고의 처방으로 밀(小麥, 소맥)을 꼽을 수 있다. 《동의보감》에서는 소맥에 대하여 다음과 같이 언급하고 있다.

"소맥은 번열이나 갈증을 멎게 하고, 이뇨 작용을 하며 간혈을 보한다."

"마음을 안정시키고 편안하게 하며, 땀을 멎게 하고 기를 돋우며 열을 꺼뜨린다.”

    이 문장에는 다음과 같은 이치가 숨어있다. 밀은 보리(大麥, 대맥)와 마찬가지로 가을에 심지만 보리는 양력 5~6월에, 밀은 그보다 한 달쯤 뒤에 거두어들인다. 한 달이나 더 따뜻한 햇볕을 받은 밀은 보리보다는 따뜻한 성질을 지녔지만 겨울을 견뎌냈기에 약간 찬 성질을 가지고 있다. 또 척박한 땅에서 자라 건조하기 때문에 쉽게 잘 부스러진다. 결국 차면서도 건조한 성질을 지니고 있는 밀의 껍질을 벗겨 만든 밀가루 음식의 성질 또한 차면서 건조하다는 의미다.

    그래서 우리가 화가 나거나 열이 받았을 때, 속에 맺힌 것이 있을 때 칼국수나 부침개 같은 밀가루 음식을 먹으면 스트레스가 해소되는 듯한 느낌을 받는 것이다.

    엔도르핀(endorhpine)이라는 말은 한 번쯤 들어봤을 것이다. ‘엔도(안에서)’와 ‘모르핀’의 합성어인데, 체내에서 자연스럽게 만들어지고 통증을 완화하며 기분을 좋게 해주는 단백질이다. 밀에는 엑소르핀(exorphine)이라는 물질이 들어 있는데 이것은 엔도르핀과 같은 효과를 발휘해 기분을 좋게 한다. 문제는 중독성이 강한 밀의 엑소르핀이 마약인 모르핀과 유사한 작용을 해, 중단했을 때 금단현상을 촉발하는 것이다. 그래서 밀가루 음식이 자꾸 당기고 생각나는 것인데, 밀가루 음식을 과다 섭취하면 당뇨병, 비만 등을 유발한다.

화병을 다스리는 데 효과적인 대추

대추는 신경을 안정시키고 근육을 이완시키며, 잠을 잘 오게 하며 화병을 다스리는 데 효과가 있다. 게다가 촉촉한 대추의 속살은 우리 몸의 진액(영양 물질)을 보충시켜주는 성분을 함유해 허약 체질을 개선해준다.

추위를 잘 타는 마른 사람이 화병으로 가슴이 두근거리고 잠을 잘 수 없는 경우에는 대추만을 넣고 달인 대추차를 마시면 화병 치료에 큰 도움이 된다. 《동의보감》에서는 화병 치료에 도움이 되는 약으로 감맥대조탕(甘麥大棗湯)을 소개하고 있다.

"감맥대조탕은 슬퍼하며 울기를 잘하고 하품과 기지개를 자주 하는 장조증(臟躁症)을 치료한다."

감초, 소맥, 대조(대추의 한자어), 이 3가지 약재로만 만든 감맥대조탕은 몸이 따뜻한 사람이나 찬 사람, 몸이 뚱뚱한 사람이나 마른 사람 등 체형이나 체질에 상관없이 화병이 있는 사람이라면 누구나 통용해서 쓸 수 있다. 또한 감맥대조탕은 자신이 마음을 조절할 수 없을 때 쓰면 좋다. 자기도 모르게 우울해지고, 슬퍼하며, 화가 나는 증상에 두루 응용할 수 있다. 젖먹이 아이들이 밤중에 이유 없이 울거나 잘 놀랄 때도 효과적이다.

일본에서는 감맥대조탕을 히스테리의 성약(聖藥)이라고 하여 상당히 애용하고 있는데, 집에서 비교적 간단하게 감맥대조탕을 만들어 먹을 수 있는 방법을 소개한다.

감맥대조탕 만드는 법을 소개한다.

1. 감초, 소맥, 대추를 구한다. 가끔 소맥인 밀 대신 대맥인 보리의 길금을 구하여 쓰라고 하는 경우도 있는데, 이는 밀이 우리나라에서 나지 않아 굉장히 귀했던 시절 이야기이다. 지금은 우리밀도 생산되고 있다. 단, 밀은 반드시 통밀을 이용하도록 한다.
2. 감초 6g, 소맥 28g, 대추 5g이 보통 한 첩 분량이나 이는 사람에 따라 적당히 조절할 필요가 있다. 너무 말랐으면 밀의 양은 줄이고 대추의 양을 늘리며, 살이 너무 찐 사람이라면 반대로 하면 된다. 그래도 주된 약재는 밀이라는 것을 잊지 말자.
3. 두 첩 분량을 한 번에 달여 하루 2~3번 나누어 마신다.
4. 한 달 정도 꾸준히 마시면 항우울제나 항불안제 없이도 충분히 자기 감정을 조절할 수 있게 된다.

기(氣)가 몰리거나 막힌 증상을 치료하는 교감단

감맥대조탕으로 해소할 수 없을 정도로 화병이 심각해진 사람이라면 교감단(交感丹)과 같은 전문 처방을 쓰는 것이 좋다. 교감단의 주된 약재는 향부자(香附子)다. 향부자는 잡초로 취급될 정도로 생명력이 강한 식물인데 물빠짐이 좋은 건조한 땅에서 잘 자란다. 특히 냄새(향)가 강해서 진정 효과가 있으며 맛도 약간 아린 맛(辛)이어서 막힌 것을 잘 뚫어준다.

감정(感)을 주고 받는다(交)는 뜻을 지닌 교감단은 막혀 있는 것을 뚫

근심 걱정이 사라지는 묘약

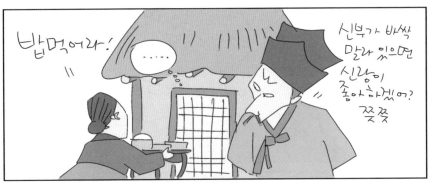

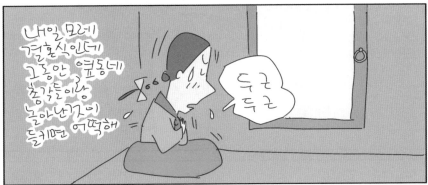

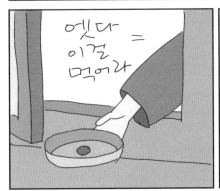

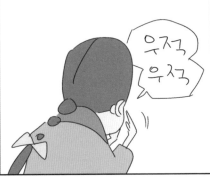

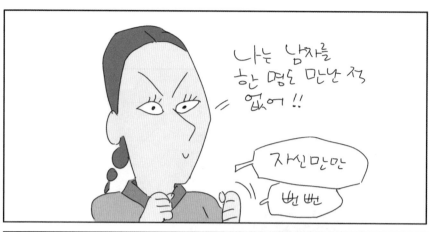

교감단은 울증을
치료하기도 하지만
꾸준히 먹으면
근심 걱정이 사라지고
마음이 편해진다.

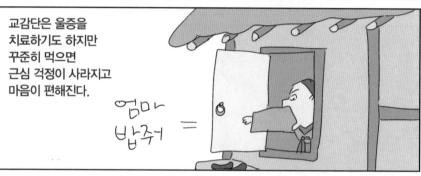

대신 기가 실한
사람에게 써야 한다.

기가 약한 사람은 오히려
증상이 더 악화될 수 있다.

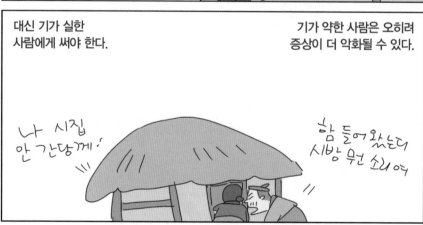

어주는 소통의 의미가 강하다. 그래서 혼자 오래 지낸 사람들의 병에 잘 듣는다. 예전에 식구는 많지만 혼자 고립되어 생활하던 사람이 한의원을 찾아와서 6개월 정도 약을 처방했다. 주변에서는 그의 얼굴이 좋아진 비법(?)을 알려달라고 졸랐지만 교감단에 몇 가지 약재를 더하여 쓴 것뿐이다.

화병에 좋은 혈자리

화병에 가장 좋은 혈자리는 신문혈('잠 못 드는 고통, 불면증' 편에 소개하였다)이다. 신문혈은 심경의 반장 원혈이기 때문에 가벼운 마음의 병에서부터 실제 심장이 아픈 경우까지 효과를 볼 수 있다.

일반적으로 신문혈보다 더 유명한 것은 단중혈이다. '내 탓이오, 내 탓이오!'하면서 가슴을 칠 때 자극하는 곳이 바로 단중혈(전중혈이라고도 부름)이다. 이 혈자리는 우리 몸의 기(氣)가 모두 모였다가 다시 펴져 나가는 광장과 같은 곳이다. 그래서 '기의 바다(氣海)' 혹은 '황정(黃庭, 넓은 정원)'이라는 별명을 가지고 있는 혈이기도 하다.

화병이 있는 사람은 이곳을 누르면 자지러지게 통증을 느낀다. 통증의 강약을 파악해 화병이 심한지 덜한지 예측할 수 있다. 또한 이 혈자리는 화병을 진단하는 자리이면서 경과를 관측할 수 있는 중요한 자리이다. 치료에 따라 화병의 증세가 좋아지면 이곳의 통증도 완화된다.

임상 결과에 따르면 화병이 있는 사람 중 70%는 단중혈을 자극했을 때 통증을 느끼고, 25%는 단중혈에서 1cm 위가 아프고, 5%는 단중혈에서 1cm 아래가 아프다고 한다.

화병에는 단중혈을 눌러라

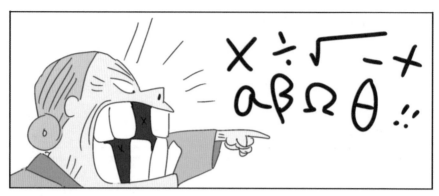

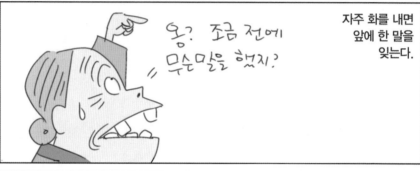

자주 화를 내면
앞에 한 말을
잊는다.

옹? 조금 전에
무슨말을 했지?

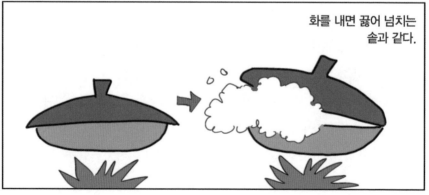

화를 내면 끓어 넘치는
솥과 같다.

그러다 쓰러진다.

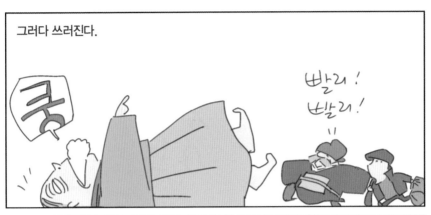

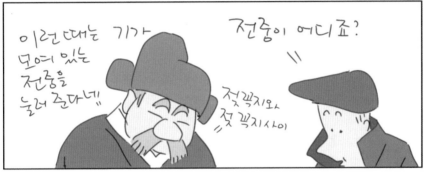

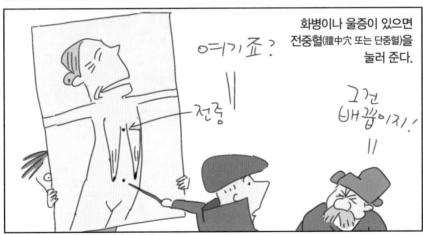

화병이나 울증이 있으면 전중혈(膻中穴 또는 단중혈)을 눌러 준다.

집에서 할 수 있는 족욕법

두한족열(頭寒足熱, 머리는 차갑게, 발은 덥게 하는 법)은 건강 제1원칙으로 꼽힐 만큼 유명하다. 발이 따뜻해야 우리 몸 전체가 원활하게 소통이 되며, 소통이 되어야 마음속에 맺힌 것이 풀어진다는 뜻이 숨어 있다.

발을 따뜻하게 하는 가장 좋은 방법으로 족욕을 들 수 있다. 처음부터 성급하게 각탕기(족욕기보다는 이것이 더 좋음)를 구입하는 것보다는 집에서 간단하게 각탕기를 만들어 써본 다음, 효과가 있으면 그때 가서 구입하도록 한다. 집에서 할 수 있는 족욕법은 다음과 같다.

1. 복숭아뼈 위까지 물을 담을 수 있는 정사각형 스티로폼 박스를 구한다.
2. 김장 봉투를 박스 안에 넣은 후 그 속에 뜨거운 물을 넣는다.
3. 물의 온도는 43℃가 가장 좋다. 혹시 너무 뜨거우면 40℃에서 시작한다.
4. 15~20분 정도 발을 담근다.
5. 이때 눈을 감고 조용한 시간을 갖는다. 감은 눈은 코끝을 쳐다보고 코끝은 배꼽을 향하게 한다.

참고 사항

* 젖은 김장 봉투는 햇볕에 말려서 다시 쓴다.
* 다른 증상으로 족욕을 할 때는 도중에 TV를 시청하는 것도 괜찮다.

침을 함부로 뱉지 마라

벌레에게 물려 가려우면 습관적으로 침을 바르는 사람이 있다. 또한 입 안에 상처가 생기면 다른 곳에 생긴 상처보다 빨리 낫는다. 이것은 입 안의 침 속에 페록시다아제(Peroxidase)와 같이 활성산소를 제거해주는 성분과 라이소자임(Lysozume)이나 뮤신(Musin) 같은 항균 성분이 들어 있기 때문이다. 한의학에서는 침을 금진옥액(金津玉液)이라고 하여 금이나 옥과 같은 귀한 진액(津液, 생물의 체내에서 생기는 액체)이라고 한다. 가려움을 억제하고 상처가 빨리 아물 뿐 아니라 그보다 더 좋은 효과가 있어서 이와 같은 이름을 붙였을 것이다.

한의학에서는 수승화강(水升火降)을 굉장히 중요하게 생각한다. 수승화강의 개념을 설명하기에 앞서 초등학교 교과서에 나오는 '물의 순환'을 먼저 살펴보자.

비는 땅, 특히 바다(水)에서 증발(升)하는 수증기가 모여서 태양(火)의 온도 차이로 물방울이 되어 내리는(降) 것이다. 우리 몸도 마찬가지다. 한의학에서 강조하는 수승화강의 개념은 항상 아래에 있는 물(水)은 따뜻하게 해서 위로 올라가게 하고, 항상 위에만 있는 불(火)은 서늘하게 해서 아래로 내리는 것을 말한다. 수승화강이 제대로 이루어져야 몸속 '순환'이 원활해지며 생명 활동도 영위할 수 있게 된다.

수승화강은 혈(血)을 비롯해 우리 몸의 3가지 보물(三寶)이라고 하는 정(精), 기(氣), 신(神)의 순환을 도와준다. 참고로 수승화강이 안 되어서 생기는 순환 장애는 현대 의학에서 말하는 혈액순환 장애와는 달리 팔다리가 시리고 저리는 등 혈액순환이 원활하지 못해 생기는 증상에 더하여 호르몬(精) 이상이나 기운(氣)의 부족, 신경(神)성 질환 등으로 생기는 병적 증상도 일부 포함하고 있다.

수승화강이 원활하지 못하면 여러 가지 증상이 나타날 수 있는데 크게 다음 3가지로 나누어 볼 수 있다.

1. 머리에서 항상 열(熱)감을 느낀다. 머리가 아프고, 갱년기 증상처럼 열이 올라오며, 머리카락이 빠지는 증상이 나타난다. 이때 치료의 핵심은 머리를 차게(冷)하는 것이다. 찬물로 세수를 하거나 스님처럼 머리를 밀거나 짧게 자르면 열감을 완화할 수 있다. 국화꽃으로 만든 베개를 베고 자는 것도 좋은 방법인데 이 국화꽃은 반드시 늦가을 서리를 맞고 딴 것이어야만 찬 성질이 있게 된다.

2. **발에서 자주 한(寒)기를 느낀다.** 발이 시리고 저리며, 냉(冷)이나 낭습(囊濕)으로 고생을 하거나 허리가 불편한 증상 등이다. 이럴 때는 발을 따뜻(溫)하게 하는 것이 치료의 핵심인데 여러 번 강조했듯이 족욕을 하고, 수면 양말을 신은 채 잠을 자면 좋다. 걷기도 좋은 방법인데 '하염없이' 걷다 보면 발까지 혈액순환도 잘되지만 마음도 편안해진다.

3. **머리는 열감을 느끼고 발에서 한기를 느끼면, 머리와 발의 가운데에 해당하는 배 부위는 당연히 순환이 안 된다.** 그래서 밥맛도 없고 소화가 안 되며 변비로 고생하게 된다. 이때 치료의 핵심은 소통(疏通)하게 하는 것이다. 그러나 머리를 차게 하고, 발을 따뜻하게 하여 근본을 치료하지 않으면 그 소통은 일시적일 수밖에 없다.

지금까지 수승화강이 원활하지 않을 때 나타나는 증상과 간단한 치료법을 소개했다. 그러나 이것을 한번에 해결할 수 있는 방법이 있다. 바로 입 안에서 침을 많이 만들어 꿀꺽 삼키는 것이다. 이는 인진(咽津)법이라고 부른다. 《동의보감》에서는 침을 이렇게 표현하고 있다.

"침은 정(精)의 새싹인데 입에서 모이게 되면 정의 열매가 된다. "

다시 말해 신(腎)에 저장되어 있는 정기가 마치 '수증기'처럼 독맥(督脈)을 타고 올라가 입에서 모이게 되면 마치 '빗방울'처럼 정의 결정(結晶)이 된다는 뜻이다. 그러므로 이 침을 입 속에서 많이 만들어 꿀꺽 삼키면 다른 보약이나 건강식품 못지않게 큰 효과를 볼 수 있다.

침 뱉지 마라

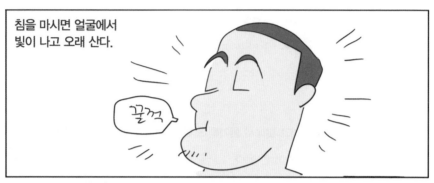

침을 마시면 얼굴에서
빛이 나고 오래 산다.

꿀꺽

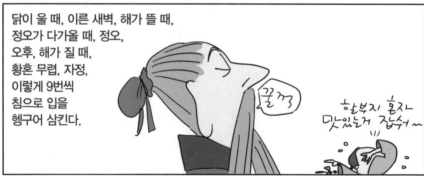

닭이 울 때, 이른 새벽, 해가 뜰 때,
정오가 다가올 때, 정오,
오후, 해가 질 때,
황혼 무렵, 자정,
이렇게 9번씩
침으로 입을
헹구어 삼킨다.

꿀꺽

할부지 혼자
맛있는거 잡숴~

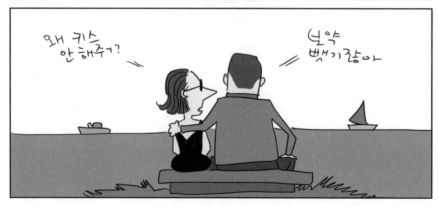

왜 키스
안 해주거?

보약
빼기잖아

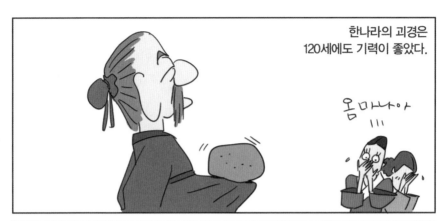

한나라의 괴경은
120세에도 기력이 좋았다.

옴마나아ㅏ

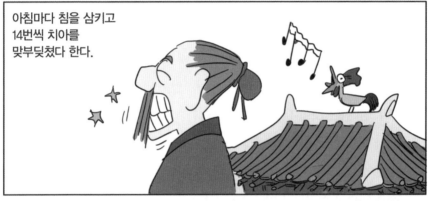

아침마다 침을 삼키고
14번씩 치아를
맞부딪쳤다 한다.

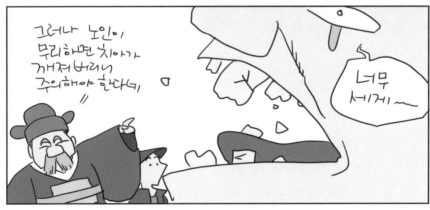

그러나 노인이
무리하면 치아가
깨져버리니
주의해야 한다네

너무
세게~

침의 효과는 첫째, 오장을 건강하게 한다. 《동의보감》에는 오장 곧 간, 심, 비, 폐, 신의 도인(導引)법이 나온다. 이 도인법에 빠지지 않고 나오는 방법이 바로 인진법이다. 일례로 이를 7번 부딪치고 침을 3번 삼키면 신장에 좋고, 이를 9번 부딪치고 침을 3번 삼키면 심장에 좋다.

둘째, 오래 살게 된다. 오장이 건강하니 오래 살 수 밖에 없다. 《동의보감》에서는 한나라 괴경을 소개하고 있다. 그는 나이가 120살이 되도록 기력이 좋았는데 날마다 정(精)을 단련했기 때문이다. 그가 실천한 정을 단련하는 방법은 별다른 것이 아니라 아침마다 침을 삼키고 이를 쪼는 것이었다.

셋째, 단전호흡이 된다. 오래 살기 위해서는 호흡을 깊이 해야 한다. 목의 숨이 끊어지면 죽는 것에서 알 수 있듯이 목 보다는 가슴, 배(복식)로 숨 쉬는 것이 더 깊은 호흡법이다. 그렇기 때문에 복식호흡보다는 아랫배 곧 단전으로 호흡을 하면 더 오래 살 수 있다. 인진법을 하게 되면 아랫배로 기운이 모아지게 되는데 옛 사람들은 이 모아진 기운을 단(丹)이라고 하였다. 이 단이 충실하면 충실할수록 점점 더 깊은 호흡을 할 수 있게 되는데, 인진법을 오래 한 사람은 자연히 단전호흡을 하게 된다.

넷째, 정신 수양이 된다. 《동의보감》에 있는 한 편의 시를 소개하고자 한다.

'여보시오 벗님네들, 이내 말을 들어보소. 정신 수양하는 데는 묘한 법이 따로 없네. (중략) 입 안에 가득 고인 맑고 맑은 그 진액(津液)을, 한시라도 놓칠세라 자주 자주 삼키면, 팔다리가 더워지고 얼굴빛이 좋아지네, 몇천 가지 방법 중에 이 방법이 제일일세.'

정신적으로 피곤하거나 긴장을 너무 많이 하면 입이 타고 마른다. 한의학에서는 이것을 심화(心火)라고 하는데 이 불(火)을 끄기 위하여 필요한 물(水)이 신수(腎水)다. 그런데 이 불과 물이 따로 놀면 심신불교(心腎不交)라고 하여 여러 가지 병이 생기게 된다. 이럴 때 수승화강이 되는 침을 자주 삼키게 되면 수화(水火)가 기제(旣濟)되면서 정신이 바로 서게 된다.

현대 의학적으로 보면 입이 타고 마르는 증상은 교감신경이 흥분한 결과인데 교감신경은 침의 분비를 억제한다. 반대로 부교감신경은 침의 분비를 촉진하는데 인위적으로 침을 분비하다 보면 부교감신경이 깨어난다. 결국 부교감신경과 교감신경이 조화를 이루면서 여러 가지 병이 없어진다.

다섯째, 배고픔을 참을 수 있다. 당나라 때 손사막이 쓴 《천금방(千金方)》이라는 책에 나온 내용이다.

"배가 고파서 죽을 지경일 때에는 입을 다물고 혀로 아랫니와 윗니를 핥으면서 하루에 360번 침을 삼키면 좋다. 이것을 점차로 연습하여 천여 번 삼키면 저절로 배가 고프지 않다. 처음 3~5일간은 좀 피곤하나 이 고비를 넘기면 점차 몸이 가벼워지고 든든해진다. 이 방법으로 하루에 3되의 침을 먹으면 배가 고프지 않게 된다."

다이어트에 관심이 많은 사람이라면 침으로 허기를 참아 보는 것도

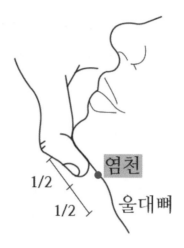

1/2

1/2

염천

울대뼈

어느 정도 살을 빼는데 도움이 될 것이다.

이렇게 효과가 좋은 침을 많이 나오게 하는 방법이 있는데, 혀로 입 안을 핥는 것과 이를 부딪치는 법(고치법, 叩齒法)이 그것이다.

혀로 입 안을 핥을 때는 이를 기준으로 안과 밖으로 구분이 된다. 이 안쪽보다는 입술과 이 사이를 핥아주는 것이 침의 분비를 더 촉진한다.

이를 부딪칠 때는 씹는 습관에 따라 균등하게 부딪치지 못하는 경우가 있으니 처음에는 앞니를 의식하면서 부딪치고, 다음에는 어금니를 의식하면서 부딪치다가 양쪽의 힘이 균등하다고 생각되면 양쪽 이를 서로 부딪쳐 보자. 한쪽으로 씹는 습관이 있어 힘을 균등하게 부딪치기가 어렵다면, 잘 안 되는 쪽을 먼저 연습하다가 같이 하는 것도 나쁘지 않다. 힘주어 너무 세게 부딪히면 오히려 치아가 상할 수 있으니 조심해야 한다.

침을 고이게 하는 먹거리로는 매실을 꼽을 수 있다. 삼국지를 보면 조조가 그의 군사들에게 조금만 가면 매실을 먹을 수 있다고 하여 그들의 입마름을 해결한 적이 있다. 매실의 신맛을 생각하다 보니 자연스럽게 입 안에서 침이 생긴 것인데, 이처럼 신맛 나는 것은 침을 생기게 한다. 매실(우메보시)뿐 아니라 오미자같이 신맛이 나는 음식은 고유의 신맛을 그대로 음미하면서 먹는 것이 좋다. 그러나 신맛 나는 것을 많이 먹으면 소화에 자극을 줄 수 있기 때문에 소화기가 약한 사람은 꿀 등을 가미하여 먹으면 자극이 덜하다.

침을 생기게 하는 혈자리로는 염천혈이 있다. 염천(廉泉, 맑은 샘)혈이 좋다. 턱의 상하·좌우 정중앙에서 툭 튀어나온 울대뼈까지 선을 그었을 때 그 선의 정 가운데가 되는 자리다. 침이 잘 생기지 않는 사람이라면 이곳을 손으로 누르거나 은단침을 붙이고 한참을 있어도 괜찮다.

궁금해요

침의 놀라운 효과

침에는 녹말을 분해하는 아밀라제(amylase) 등이 들어 있다. 그래서 밥을 오랫동안 씹으면 단맛이 나는데 아밀라제가 작용하여 녹말이 당분으로 소화되었기 때문이다. 또한 침에는 파로틴(parotin)이라는 노화방지 호르몬이 들어 있는데 이 호르몬은 피부나 근육의 노화를 방지한다. 음식을 잘 씹어 파로틴의 분비가 많아지면 살갗에 윤기가 돌면서 얼굴이 젊어 보인다. 25~30세

때 이 호르몬의 분비가 정점을 이루기 때문에 입이 마르는 40~50대부터는 의도적으로 침을 내는 것이 좋다.

일본의 니시오카 하지메 교수는 1980년 봄부터 침을 연구한 결과 침에는 환경 호르몬을 억제하고, 암을 억제하는 성분이 있다는 것을 발견했다. 1990년 11월 24일 '일본저작(詛嚼)학회'를 만들어 침에 대한 연구도 하면서 일본 국민을 대상으로 잘 씹어서 침을 많이 분비하는 것이 몸에 좋다고 홍보하고 있다. 그는 '한 입에 30번 씹기'를 주장하는데, 이는 음식물을 입에 넣고 적어도 30번은 씹어야 한다는 뜻이다.

마음먹기에 달렸다

《마음은 몸으로 말을 한다》는 책에 보면 흥미로운 이야기가 나온다.

라이트는 림프육종으로 입원한 중환자였다. 림프육종이란 림프절에 발생하는 암인데, 오렌지 크기의 종양이 그의 목을 비롯해 사타구니와 겨드랑이에 퍼져 있었다. 그는 산소마스크를 착용한 모습으로 진정제를 투여받고 있었다. 어떤 치료법으로도 그의 몸속에 있는 암세포를 죽이지 못한 터라 담당의사는 회복 가능성을 완전 포기한 상태였다. 그러나 정작 그는 희망을 버리지 않았다. 그가 입원한 병원은 말 혈청에서 유도된 크레비오젠(krebiozen)이라는 신약평가 실험병원으로 선정되었고, 이 약이 기적의 치료약이 되리라는 소식을 접했기 때문이다. 그는 담당의사에게 자신도 크레비오젠을 쓰게 해달라고 사정했다. 사실 그는 실험에 참가할 수 있는 기준을 전혀 만족시키지 못하는 환자였다(예상 수명이 3개월 이상 남은 환자여야 했다). 하지만 그는 끈질기게 담당의사를 졸랐고, 결국 그에게 크레비오젠을 투여하기로 결정했다. 라이트는 정확히 금요일에 크레비오젠을 투여받았다. 아래의 글은 그로부터 사흘이 지난 월요일 오전에 담당의사가 라이트를 만났을 때의 광경이다.

'마지막으로 보았을 때만 해도 그는 열이 있었고 산소호흡기를 달았으며 침대에서 일어나지도 못했다. 그런데 월요일 오전, 그는 병동을 돌아다니며 간호사들과 즐겁게 수다를 떨었다. 뿐만 아니라 나을 수 있다는 희망을 품은 사람들에게 용기를 북돋는 메시지를 퍼뜨리고 있었다. 나는 서둘러 라이트처럼 금요일에 처음 약을 투여받은 환자들의 상태를 보러 갔다. 하지만 다른 환자들에게선 아무런 변화도 없었으며, 있다고 하더라도 상태가 악화된 경우였다. 병세가 급격히 호전된 건 라이트뿐이었다. 종양의 크기는 뜨거운 난로 위의 눈덩이처럼 녹아 며칠 사이에 원래 크기의 절반으로 줄어 있었다.'

라이트의 이 놀라운 경과는 크레비오젠이 실제로 효과가 없다는 기사가 신문에 실릴 때까지 유효했다. 하지만 부정적인 보도 내용을 접한 뒤 완쾌할 수 있다는 그의 자신감은 곤두박질쳤으며 병세는 다시 악화되었다. 상황이 이렇게 되자 담당의사는 약간의 편법을 써보기로 결심했다. 담당의사는 라이트에게 신문기사를 믿어서는 안 되며 병세가 악화된 것은 첫 번째 투약의 효과가 떨어져서이므로 크게 신경 쓸 필요가 없다고 말했다. 그러나 당장은 약이 남아 있지 않기에 며칠 뒤 약효를 개선한 새로운 크레비오젠이 들어오면 가장 먼저 그에게 투여하겠다고 약속했다. 이 말을 들은 라이트는 치료제가 도착했다는 소식을 목이 빠져라 기다렸다. 드디어 약이 도착했다는 낭보가 날아들었다. 담당 의사는 보란 듯이 라이트에게 주사를 놓았다. 이번에는 그에게 크레비오젠을 투여하지 않았다. 라이트에게 투여한 것은 증류수였다. 두 번째 투약 후 라이트의 병세는 첫 번째보다 더욱 극적으로 호전되었다. 종양은 다시 줄어들었고 얼마 지나지 않아 그는 완치 판정을 받고 퇴원했다. 불과 일주일 전만 해도 산소호흡기 없이는 숨도 못 쉬던 남자가 집으로 돌아간 것이다. 한동안은 모든 일이 순조로웠다. 그러다 일이 터지고 말았다. 미국의 한 의학협회에서 크레비오젠이 무용지물이라는 성명을 발표한 것이다. 이 기사를 읽고 크게 충격을 받은 라이트는 병세가 다시 악화되어 재입원했으며 결국 이틀 뒤에 사망했다.

마음과 육체가 철저히 분리되어 있다고 생각했던 서양 사람들에겐 라이트의 임상사례는 너무나도 특이하여《정신의학 학회》지에 보고되었다. 많은 사람들에 의해 회자되었으며 다른 보고서에도 끊임없이 인용되었다. 현대인들이 이 이야기를 읽어보면 무엇을 뜻하는지 바로 눈치챌 수 있다. 바로 '마음'이다.

임진왜란 당시 일본으로부터 나라를 구한 이순신 장군의 이름 앞에 성웅이란 단어를 붙인다. 물질 위주의 현대 의학에서도 잃어버리기 쉬운 마음의 가치를 다시 드높여 현대 의학을 위기에서 구한 사람에게도 성웅(saint soldier)이란 이름을 붙여 칭송하고 있으니 그는 하버드 의대

모든 병의 근원은 마음

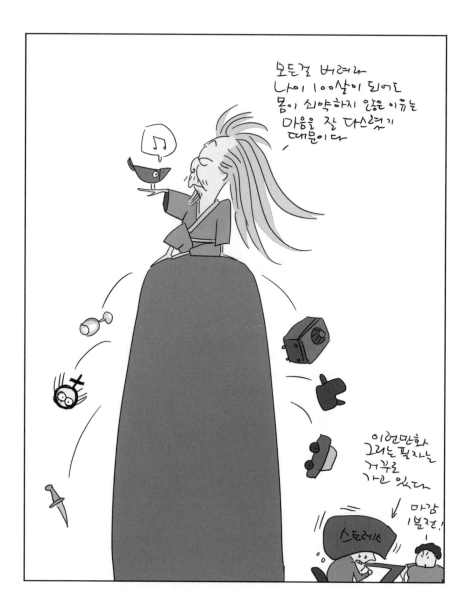

요즘은 겉으로 보이는 병만 치료한다.
근본을 무시한다.
골병든 몸통은 놔두고
부러진 가지만 치료하니
어리석다.

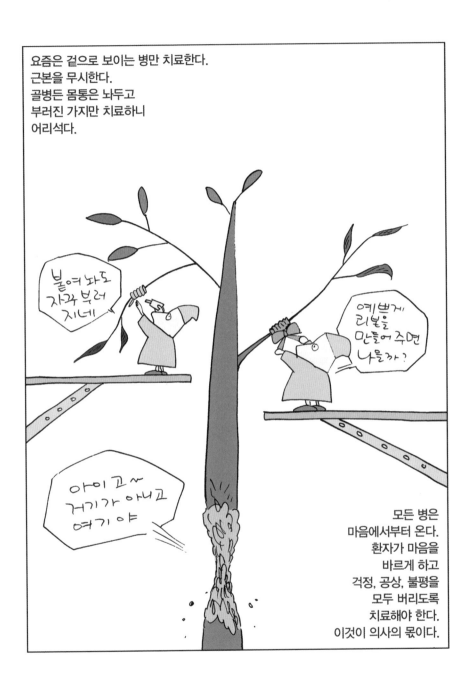

모든 병은
마음에서부터 온다.
환자가 마음을
바르게 하고
걱정, 공상, 불평을
모두 버리도록
치료해야 한다.
이것이 의사의 몫이다.

심신 의학과 허버트 벤슨 교수이다.

벤슨의 이야기는 고혈압과 연관이 깊다. 하버드 의대를 졸업하고 심장병 전문의 시절에 벤슨은 고혈압 환자들에게서 심장 질환을 예고하는 몇 가지 징후를 발견했다. 또한 본인이 처방한 약을 복용한 뒤 정신이 혼미해지거나 현기증이 있다고 호소하는 환자들을 종종 접했다. 이는 혈압 강하제의 부작용 때문이었다. 기분이 괜찮다가가 한 순간에 짜증이 나고 무기력해지는 것 역시 약물요법의 부작용이었다. 벤슨은 고민에 빠졌다. 기존의 치료법을 충실히 따르다 보니 환자들에게 혈압 강하제를 처방할 수밖에 없었고 환자들은 평생 부작용을 안고 살아야 했다. 동료 의사들은 이런 고민을 하는 벤슨을 '별종' 혹은 '이단'으로 여겼다. 당시 그들 모두는 17세기의 수학자 데카르트가 주창한 대로 육체와 정신이 완전히 분리되어 있다고 배웠기 때문이다.

벤슨은 심장 전문의로 근무하고 있던 직장을 그만두고 모교인 하버드로 돌아가 생리학과의 연구원이 되었다. 스트레스와 고혈압의 상관관계를 연구하기 위해서였다. 맨 먼저 원숭이를 대상으로 실험을 했다. 원숭이의 혈압이 올라가면 빨간 등을 켜면서 벌을 주고 혈압이 내려가면 초록 등을 켜면서 상을 주는 식이었다. 얼마 후 초록 등을 켜면 원숭이들의 혈압이 저절로 내려가는 것이 관찰되었다. 두뇌(생각)의 힘만으로 혈압 수위를 조절할 수 있다는 사실이 입증된 것이다. 벤슨은 이 같은 사실을 1969년《미국 생리학 저널》에 발표했다.

당시 벤슨의 연구 결과에 크게 고무된 한 단체가 있었다. 초월 명상(Transcendental Meditation, TM) 수련회라고, 여기에 소속된 사람들은 명상 수련을 통해서 혈압을 내릴 수 있다고 믿고 있었다. 문제는 그들에게는 그들의 믿음을 입증할 구체적인 증거가 없었다. 그러던 차에 벤슨의 소식을 접했고 벤슨을 찾아가 실험 대상이 되기를 자청했다. 하버드에서도 입지가 불안한데다 주류 사회에서 이단으로 여기는 단체와 손을 잡는다는 것이 마음에 걸렸던 벤슨은 그들의 제안을 거절한다. 그러나 끈질긴 부탁 끝에 한번 해보기로 마음을 먹게 된다. 결과는 그들의 주장 이상이었다. 명상만으로도 TM 수련가들은 엄청난 생리적 변화(심장박동수, 신진대사율, 호흡률의 감소 등)를 일으켰다. 벤슨은 이런 모든 생리적 변화를 일으키는 반응을 휴식 반응(이완 반응)이라고 했다. 실험을 시작할 때부터 이례적으로 낮았던 그들의 혈압은 전혀 변화가 없었다. 명상을 통해 '휴식 반응'을 규칙적으로 유발함으로써 평상시에도 낮은 혈압을 유지할 수 있었기 때문이다.

휴식 반응에 대해 구체적으로 설명하기 전에 이것과 짝을 이루는 '싸우거나 도망가는(fight&flight) 반응'을 먼저 알아보자. 벤슨 팀이 TM 수련자를 대상으로 연구를 수행한 건물은 60여 년 전 같은 대학의 월터 캐논 교수가 싸우거나 도망가는 반응의 실체를 밝혀낸 장소였다. 싸우거나 도망가는 반응의 발견은 인간이 아주 뛰어난 생리적 생존수단을 자체적으로 지니고 있다는 사실을 입증했다. 호랑이를 우연히 만났을 때 우리의 신체에서는 아드레날린이나 노르아드레날린 같은 호르몬을 분비한다. 이 호르몬들은 심장박동수, 호흡률, 신진대사율, 혈압, 그리고 근육으로 유입되는 혈액의 양을 증가시킨다. 다시 말해 호랑이와 싸우거나 도망가는 준비를 하는 것이다. 캐논 교수는 연구를 통해 그와 반대되는 작용 또한 존재한다는 것을 발견한다. 벤슨이 이름 붙인 '휴식 반응'은 평온한 생리상태를 유발할 수 있는 생리적 장치로 인간들에게 선천적으로 내재되어 있다. 병을 치료할 수 있고 건강을 유지할 수 있는 또 다른 생존수단을 조상들이 물려준 것이다.

다시 본론으로 돌아와 현대 사회에서는 '휴식 반응'이 '싸우거나 도망가는 반응'보다 훨씬 중요한 역할을 한다. 현대인들에게는 생활에 만연해 있는 불안감과 긴장감이 '싸우거나 도망가는' 반응을 부적절하게 유발하는 경우가 훨씬 많이 발생하기 때문이다. 우리는 '휴식 반응'을 규칙적으로 일으킴으로써 '싸우거나 도망가는' 반응이 초래하는 바람직하지 않은 생리적 변화들을 예방하거나 치유할 수 있다. 인간의 정신은 늘 바쁘고 산만하기만 한 것이 아니라 집중하는 능력을 가지고 있다. 정신을 집중하면 심장 박동이 느려지고 호흡수가 줄어들며 혈압이 떨어지고 신진대사율이 감소하게 된다.

'싸우거나 도망가는' 반응을 촉발하는 스트레스 요인이 무수히 많은 것처럼 '휴식 반응'을 유발하는 것은 명상을 통해서든 아니면 다른 반복적인 심리 조절을 통해서든 얼마든지 가능하다. 벤슨은 거듭된 연구 끝에 소란한 거리에서 조깅을 하면서도 '휴식 반응'을 유도할 수 있는 방법을 터득했다. 또한 요가나 기공을 통해서는 물론 단순한 걷기나 수영, 심지어 뜨개질이나 노 젓기를 하면서도 '휴식 반응'을 일으킬 수 있다. 이제 벤슨이 권하고 수많은 미국 사람들이 따라하는 '휴식 반응'을 같이 한번 해 보자.

1. 각자의 신념체계에 굳건히 자리 잡고 있는 소리, 단어, 어구 또는

기도문을 선택한다. 벤슨의 책에서 몇 가지 문구를 예로 들고 있다. 하늘에 계신 우리 아버지, 은총이 가득하신 마리아님, 샬롬, 알라, 관세음보살, 나무아미타불 등.

2. 편안한 자세로 조용히 앉는다.

3. 눈을 감는다.

4. 발, 종아리, 허벅지, 배, 어깨, 목, 머리의 순서로 차례차례 근육의 긴장을 푼다.

5. 천천히 자연스럽게 숨을 쉬면서 자신이 선택한 소리, 단어, 어구, 기도문을 숨을 내쉬며 조용히 반복한다.

6. 반응하지 않는 소극적 태도를 견지한다. 제대로 하고 있는지 절대로 걱정하지 않는다. 다른 상념들이 떠오르면 반응하지 않고 다시 반복에 집중한다.

7. 10분 내지 20분 동안 지속한다.

8. 곧바로 일어서지 않는다. 1분 남짓 그대로 앉아 있으면서 다른 생각들이 자연스럽게 스며들도록 한다. 눈을 뜬 후 다시 1분 정도 앉아 있다가 일어선다.

9. 매일 한두 차례 반복한다. 아침식사 전과 저녁식사 전이 가장 바람직하다.

벤슨은 연구를 계속하면서 스트레스와 그로 인해 분비되는 아드레날린이나 노르아드레날린 등의 호르몬이 의학계에서 생각하고 있는 것보다 훨씬 더 많은 질병의 원인이 됨을 알게 되었다. 그러므로 '휴식

면벽 수행

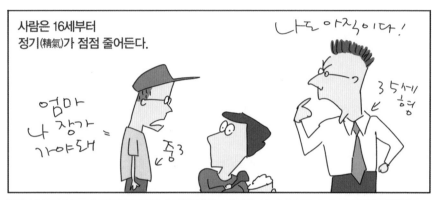

사람은 16세부터 정기(精氣)가 점점 줄어든다.

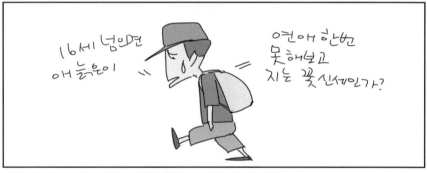

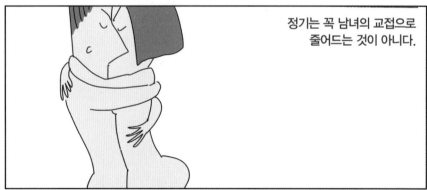

정기는 꼭 남녀의 교접으로 줄어드는 것이 아니다.

보고, 듣고, 말하고
움직이는 것 모두
정기 소모의 원인이다.

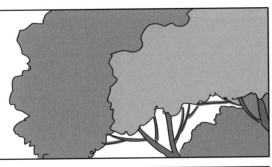

요즘처럼 공부에
에너지를 쏟는 것도
정기 소모다.

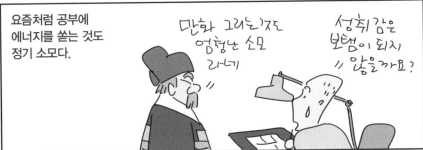

그래서 벽과 얼굴을 마주해서
기운이 사라지는 걸 막는다.
이것이 장수비법이다.

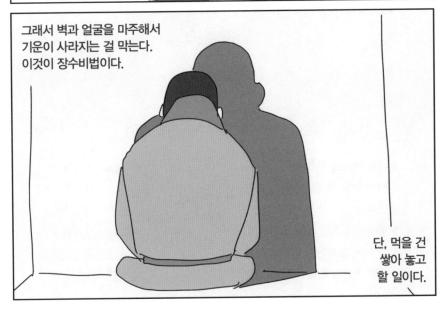

단, 먹을 건
쌓아 놓고
할 일이다.

반응'은 고혈압뿐만 아니라 더 많은 병, 예를 들어 협심증, 불안증, 우울증, 변비 등을 예방, 치유할 수 있는 것을 확인하게 된다.

벤슨은 의술은 삼각 의자의 모습이어야 한다고 주장한다. 약물요법, 외과요법, 그리고 자가치유라는 3가지 요소가 그 의자를 굳건히 받쳐주는 3개의 다리이다. 일반적인 질환의 60~90%는 자가치유 능력을 통해 치유될 수 있다. 그 밖의 경우에는 약물요법이나 외과요법에 의존해야 한다. 어느 하나의 다리가 부실해도 의자는 균형을 잃을 수밖에 없다.

2003년 8월《타임스》는 벤슨의 사진과 함께 다음과 같은 기사를 수록했다. 명상은 미국의 주류 문화가 되었을 뿐만 아니라 매일 명상을 하는 사람도 천만 명이나 된다. 의사가 약이나 운동을 권하는 것처럼 명상을 쉽게 권유하고 있다.

궁금해요

플라시보 효과와 노시보 효과

허버트 벤슨의 은사이면서 외과의사인 헨리 비처가 제2차 세계대전 당시 전쟁터에 있을 때 모르핀이 부족했다. 하필 그때 비처는 부상이 심한 병사 한 명을 수술해야 했다. 진통제 없이 수술했다가는 심장쇼크로 죽을 수도 있는 상황이었다. 이렇게 다급한 상황에서 간호사 한 명이 주사기에 식염수를 채우고 마치 모르핀인 양 병사에게 주입했다. 병사는 그 즉시 안정을 찾았다. 소금물 주사를 한 방 맞았을 뿐인데 실제 모르핀 주사에 맞은 것처럼 반응한 것이다. 비처는 수술을 시작했고 살을 째고 필요한 조치를 한 다음 다시 꿰매는 일을 모두 마취제 없이 끝냈다. 병사는 약간의 통증을 느꼈지만 쇼크는 없었다. 비처는 어떻게 소금물이 모르핀을 대신할 수 있는지 스스로도 의아스러웠다. 그때부터 야전 병원에 모르핀이 떨어질 때면 비처는 모르핀인 양 식염수를 투여했다.

전쟁이 끝난 후 비처는 자신이 경험한 것을 연구했고, 1955년 《미국의학협회저널》에 15개의 연구에 대한 임상심리를 게재한다. 플라시보에 대한 의미를 처음으로 밝힌 것이다. 이때부터 피험자들에게 실제약과 위약(僞藥)을 무작위로 배당하는 의학 연구의 새로운 모델을 제시하게 된다. 이 모델은 현재 무작위 비교실험이라고 불리는데 강력한 플라시보 효과의 결과를 왜곡 없이 도출하는 장점이 있다.

플라시보 수술도 있다. 오늘날 협심증에 많이 이용하는 관상동맥 우회술이 없었던 1950년대 말의 이야기이다. 당시 협심증이 있는 사람은 속가슴동맥 결찰 수술을 받던 시절이었는데 한쪽은 원칙대로 정상 수술을 받고 다른 쪽은 수술 흔적은 있지만 가짜 수술을 받게 했다. 정상 수술을 받은 사람은 67%가 상당히 호전되었으며 협심증 발작을 일으키지 않고 더 오랫동안 운동을 할 수 있었다. 더 놀라운 것은 가짜 수술을 받은 사람은 83%가 증상이 호전되었다는 것이다.

또 다른 이야기가 있다. 파킨슨병은 신경전달물질 중 하나인 도파민이 충분히 생성되지 않아서 생긴다. 벤쿠버 브리티시컬럼비아 대학의 한 연구원 그룹은 파킨슨병 환자들에게 증상을 제법 완화시켜줄 약을 받게 될 것이라고 말해주었다. 그러나 실제로 그 환자들은 플라시보인 소금물 주사만 맞았을 뿐이다. 그런데 그중의 절반이나 되는 사람이 주사 후 운동 조절 능력이 훨씬 좋아졌다. 무슨 일이 얼어났는지 확실히 알기 위하여 연구원들은 환자들의 뇌를 조사했고, 플라시보에 긍정적으로 반응한 사람들의 뇌에서는 실제로 도파민이 생산된 것을 알게 되었다. 도파민 양이 최대 200%까지 늘어났는데, 이 정도의 효과를 보기 위해서는 암페타민을 거의 최대 용량에 가깝게 투여해야 한다.

반대로 노시보 효과가 있다. '내가 해롭게 하리라'라는 뜻의 라틴어로, '내가 이롭게 하리라'라는 뜻의 플라시보와 상반되는 개념으로 아직까지 플라시보에 비해 상대적으로 연구가 덜 되어 있다. 1962년 일본에서 이루어진 연구가 그중 가장 많이 알려져 있다. 덩굴옻나무에 심한 알레르기를 보인 아이들을 대상으로 아이들 팔뚝에 옻나무 잎을 문지르고는 그것이 무해한 잎이라고 말했다. 다른 쪽 팔뚝에는 무해한 잎을 문지르고는 덩굴옻나무 잎이라고 말했다. 덩굴옻나무 잎이라고 말했지만 실은 무해한 잎을 문지른 아이들의 팔뚝에는 모두 발진이 일어났다. 반대로 무해한 잎이지만 실제 덩굴옻나무 잎을 문지른 아이들 중 발진이 나타나지 않은 아이는 13명 중 11명이 되었다. 믿기 어려운 결과였다.

노시보 효과는 일상에서도 쉽게 경험할 수 있다. '별 이상은 없지만 계속 지켜볼 필요가 있습니다.'라는 말은 병원 진단 후에 흔히 듣는 말이다. 하지만 몇몇 의사들은 이 말 한마디 때문에 멀쩡한 사람이 환자로 둔갑되고 그 병원을 계속 찾을 수밖에 없게 된다고 지적하고 있다.

유명한 물리학자 스티븐 호킹은 루게릭병(ALS)을 앓고 있다. 의대생 중 많은 사람이 루게릭병을 공부할 때는 마치 스스로가 루게릭병에 걸린 것 같은 느낌이 든다고 한다. 마찬가지로 인터넷상에서 '두통'을 찾다가 '뇌종양'에 걸리게 되고, '관절통'을 찾다가 '류마티즘'이라는 진단과 마주치기도 한다. 이들을 '사이버콘도' 곧 건강염려증 환자라고 부르는데 노시보 효과의 희생양들이라고 볼 수 있다.

허허 동의보감 실천법

초판 1쇄 인쇄	2016년 12월 12일
초판 6쇄 발행	2022년 4월 5일

글	황인태
그림	허영만

펴낸이	신민식
펴낸곳	가디언
출판등록	제2010-000113호.(2010.4.15)

주소	서울시 마포구 토정로 222 한국출판콘텐츠센터 306호
전화	02-332-4103
팩스	02-332-4111
이메일	gadian@gadianbooks.com
홈페이지	www.sirubooks.com

인쇄 · 제본	㈜상지사P&B
종이	월드페이퍼㈜

ISBN	978-89-98480-72-1 03510

이 도서의 국립중앙도서관 출판예정도서목록(CIP)은 서지정보유통지원시스템 홈페이지
(http://seoji.nl.go.kr)와 국가자료공동목록시스템(http://www.nl.go.kr/kolisnet)에서
이용하실 수 있습니다. (CIP제어번호 : CIP2016028857)